漫话脑卒中

上海市医学会
上海市医学会脑卒中专科分会 组编

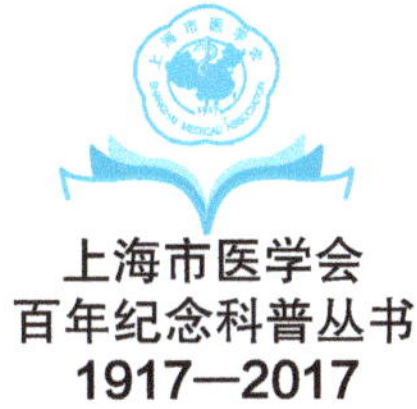

上海市医学会
百年纪念科普丛书
1917—2017

上海科学技术出版社

图书在版编目(CIP)数据

漫话脑卒中 / 上海市医学会,上海市医学会脑卒中
专科分会组编. —上海:上海科学技术出版社,2018.1
（上海市医学会百年纪念科普丛书）
ISBN 978 - 7 - 5478 - 3854 - 9

Ⅰ.①漫…　Ⅱ.①上…②上…　Ⅲ.①脑血管疾病—防治
Ⅳ.①R743

中国版本图书馆 CIP 数据核字(2017)第 302634 号

漫话脑卒中

上海市医学会
　　　　　　　　　　　　　　　组编
上海市医学会脑卒中专科分会

上海世纪出版（集团）有限公司
　　　　　　　　　　　　　　　　　　出版、发行
上海科学技术出版社
（上海钦州南路 71 号　邮政编码 200235　www. sstp. cn)

字数：160 千　　　　　印张 10.5
2018 年 1 月第 1 版　2018 年 1 月第 1 次印刷
ISBN 978 - 7 - 5478 - 3854 - 9/R · 1530
定价：30.00 元

—————————————————————————————

本书如有缺页、错装或坏损等严重质量问题,请向工厂联系调换

内容提要

本书分为"读经典"和"问名医"两大部分。"读经典"部分，由上海市脑血管病诊治领域的十位名家大师以科普文章的方式讲述了防治脑血管病的必要性和重要性，介绍了颅内动脉瘤、急性缺血性脑卒中等脑血管病的发病机制、流行病学知识以及防治措施。"问名医"部分，针对患者经常询问医生的问题，以专家答疑形式系统性地介绍了脑卒中的基础知识、种类、早期发现、常用检查方法、治疗要点、危险因素及预防、日常饮食、医院康复和家庭康复措施等，并根据患者自我管理、监测需要，介绍了相关实用技能，为读者提供可靠、实用的防病治病知识。

本书立足科普，行文生动有趣、通俗易懂，适合脑血管病患者及家属、基层医务人员和护理工作者阅读参考。

总 序

上海市医学会成立于 1917 年 4 月 2 日，迄今已有 100 年的悠久历史。成立之初以"中华医学会上海支会"命名，1932 年改称"中华医学会上海分会"，1991 年正式更名为"上海市医学会"并沿用至今。

百年风雨，世纪沧桑，从成立之初仅 13 人的医学社团组织，发展至今已拥有 288 家单位会员、22 000 余名个人会员，设有 92 个专科分会和 4 个工作委员会，成为社会信誉高、发展能力强、服务水平好、内部管理规范的现代科技社团，荣获上海市社团局"5A 级社会组织"、上海市科协"五星级学会"。

穿越百年历史长河，上海市医学会始终凝聚着全市广大医学科技工作者，充分发挥人才荟萃、智力密集、信息畅通、科技创新的优势，在每一个特定的历史时期，在每一次突发的公共卫生事件应急救援中，均很好地体现了学会的引领带动作用。近年来，在"凝聚、开放、服务、创新"精神的指引下，学会不忘初心，与时俱进，取得了骄人的成绩。

2016 年，习近平总书记在"全国卫生与健康大会"上发表重要讲话，指出"没有全民健康就没有全面小康"，强调把人民健康放在优先发展的战略地位。中共中央、国务院印发的《"健康中国 2030"规划纲要》明确了"共建共享、全民健康"是建设健康中国的战略主题，要求"普及健康生活、加强健康教育、提高全民健康素养"，要推进全民健康生活方式行动，要建立健全健康促进与教育体系，提高健康教育服务能力，普及健康科学知识等。上海市医学会秉承健康科普教育的优良传统，认真践行社会责任，组织动员广大医学专家积极投身医学科普创作与宣传教育。

近年来，学会重点推出了"健康方向盘"系列科普活动、"架起彩虹桥"系列医教帮扶活动和"上海市青年医学科普能力大赛"三项科普品牌。通过科普讲座、咨询义诊、广播影视媒体宣传以及推送科普文章或出版科普读物等多形式、多渠道，把最前沿的医学知识转化成普通百姓健康需求的科普知识，社会反响良好。配合学会百年华诞纪念活动，其间重点推出了百场科普巡讲活动和百位名医科普咨询活动。上海市医学会以其卓有成效的科普宣教工作受到社会各界好评，荣获上海市科委颁发的"上海科普教育创新奖-科普贡献奖（组织）二等奖"、中华医学会"优秀医学科普单位"和"全国青年医学科普能力大赛优秀组织奖"，成为上海市科协"推进公民科学素质"百家示范单位之一。

为纪念上海市医学会成立 100 周年，同时将《"健康中国 2030"规划纲要》精神进一步落到实处，我们集中上海医学界的学术领袖和科普精英编著出版这套科普丛书，为大众提供系统的医学科普知识以及权威的疾病防治指南，为"共建共享、全民健康"的健康中国建设添砖加瓦。在这套丛书里，读者既可以"读经典"——呈现《再造"中国手"》等丰碑之作，重温医学大家叱咤医坛的光辉岁月，也可以"问名医"——每本书约有 100 名当代名医答疑解惑，解决现实中的医疗健康困扰。既可以通过《全科医生，你家的朋友》佳作，找到你的家庭医生，切实地感受国家医疗体制改革的努力给大众带来的健康保障；也可以领略《从"削足适履"到"量身定制"——医学 3D 打印技术》《手术治疗糖尿病的疗效如何》等医学前沿信息，感受现代医学科技进步带来的福音。

经典丰满的内容，来源于团结奋进、齐心协力的编写团队。这套丛书涉及上海市医学会所属的 50 余个专科分会，编委达 2 000 余名，参与编写者近 5 000 人，堪称上海市医学会史上规模最大的一次集体科普创作。我相信，每一位参与科普丛书的编写者都将为在这场百年盛典中留下手迹，并将这些健康科普知识传播给社会大众而引以为荣。

在此，我谨代表上海市医学会，向所有积极参与学会科普丛书编著的专科分会编委会及学会工作人员，向关注并携手致力于医学科普事业发展的上海科学技术出版社表示衷心的感谢！

源梦百年、聚力同行，传承不朽、再铸辉煌。愿上海市医学会薪火不熄，祝万千家庭健康幸福！

上海市医学会 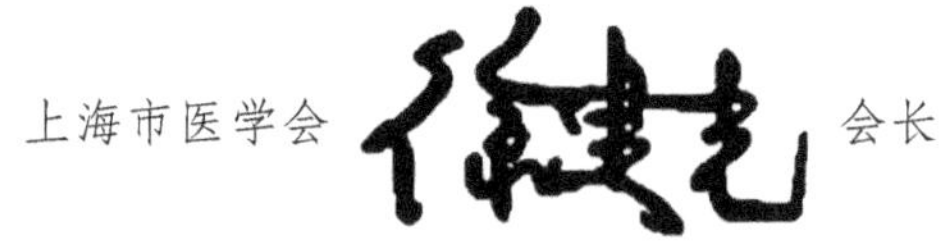 会长

2017 年 5 月

前 言

　　脑血管病具有高发病率、高致死率、高并发症率的特点，已经成为我国头号"健康杀手"，给人民健康、生命安全和生存质量带来严重威胁，并给社会和家庭造成巨大经济负担。虽然脑血管病危险因素众多，包括肥胖、高血压病、血脂异常、动脉粥样硬化、糖尿病等，但通过有效的预防、控制，脑血管病的危险因素可降低，其患病率或卒中程度减轻；而患病后及时识别、就医，并正确治疗，可及时挽救生命，减少各种并发症，为康复创造条件；在疾病康复期，尽早进行科学合理的康复训练和积极正确配合治疗，可完全康复或将残疾程度降到最低。

　　但目前我国公众对脑血管病知晓率低、症状早期识别率低，因此普及脑血管病相关知识、积极预防脑血管病的发生非常重要。在不断改进脑血管病诊断和治疗方法的同时，应开展广泛的脑血管病知识普及宣传和健康教育，提高患者、家属和公众早期识别脑血管病的能力，对脑血管病的病因、危险因素进行早期预防、早期检查和及时治疗，并正确进行康复锻炼。

　　经过多次商讨，我们决定集中上海市医学会脑卒中专科分会的专家们，编写一本通俗易懂的脑卒中防治科普图书，从脑血管病的基础知识、检查、治疗、危险因素及预防、饮食、康复、护理等方面全面介绍脑卒中的防治康复知识，以便为脑血管病患者及其家属提供有效的帮助，为基层医务人员提供卫生科普教育参考资料。

　　恰逢上海市医学会成立 100 周年，我们非常荣幸地承担了"上海市医学会百年纪念科普丛书"的脑卒中分册的编著任务。我们抓住此次难得的契机，充分发挥脑卒中专科分会的权威性和凝聚力，致力于为大众提供值得信赖的医学科普读本。在数十名上海市脑血管病诊治领域大家、名医以及科普精英历时数月的辛勤工作下，这本名为《漫话脑卒中》的科普图书终于问世。

前言

　　本书的顺利出版，首先要感谢上海市医学会以及脑卒中专科分会的前辈和同仁们，感谢他们对脑卒中专科分会的发展所给予的大力支持和帮助。同时，也要感谢本书编委会的各位专家和同事们，感谢他们的默默奉献和无私分享多年从医经验及智慧结晶。最后，还要感谢我们的患者和家属们，医患同心、其利断金，是他们的信任和支持，给了我们在战胜病魔的道路上不断探索前进的动力，本书的出版是对他们的最好回报。

海军军医大学附属长海医院临床神经医学中心主任

上海市医学会脑卒中专科分会主任委员

刘建民

2017 年 12 月

目 录

CHAPTER ONE

读经典

一、脑内的"不定时炸弹"——颅内动脉瘤

经常有患者问我："动脉瘤到底是什么样的疾病？"

首先动脉瘤并非恶性肿瘤，而是发生于动脉血管的一种疾病。简言之，动脉瘤是一种由于动脉管壁薄弱而发生永久性膨胀的疾病。动脉瘤可在任何动脉血管上形成，但最容易发生、同时也是给人带来最多危害的部位是在脑动脉、主动脉等大动脉。一旦这些部位的动脉瘤破裂，往往给患者带来致命性的打击。

颅内动脉瘤，即脑动脉瘤，就像是在脑血管壁上吹起的一个气球，任何时候都有可能破裂，特别是在精神紧张、情绪激动、劳累、用力排便、举重物、上楼、性生活等诱因的刺激下，随时可能引起血压突然增高，进而引发颅内动脉瘤破裂，造成蛛网膜下腔出血，威胁患者的生命。据统计，脑动脉瘤第一次破裂后死亡率大约为30％，更严重的是，破裂过的动脉瘤再次破裂的机会及危险程度均大大增加，在得到彻底的治愈以前，很容易发生第二次、第三次破裂。据统计有40％～50％的患者会在动脉瘤出血后的一个月内再次发生破裂，而第二次破裂后死亡率约为70％，第三次破裂后死亡率几近100％。所以脑动脉瘤就像是埋藏在人脑中的一颗"不定时炸弹"，随时都有爆炸的危险。

那么什么样的人容易得动脉瘤？得了动脉瘤又有哪些表现呢？

动脉瘤在任何年龄的人群都可能出现，其中以40～60岁的中年人居多。脑动脉瘤在发生破裂之前可能没有任何症状，但近半数的患者在动脉瘤发生大量出血之前有一些预兆症状，其中最常见的症状是由动脉瘤小量漏血所造成的突发剧烈的头痛；其次是因动脉瘤增大、压迫到邻近神经而引起的症状，如一侧眼睛睁不开、视物成双等。因此有疑似上述预兆症状出现时，应立即到有条件的医院寻求专科医生诊治。

一旦脑动脉瘤破裂，通常出现突发的头痛，这种头痛往往是一种劈裂样的剧烈疼痛，而不是逐渐加重的头痛；这种头痛可向颈肩、腰背和下肢延伸，并伴有恶心、呕吐、面色苍白、全身出冷汗，半数以上出现不同程度的神志不清，严重时患者可突发死亡。

值得注意的是，有些患者往往以头痛为唯一的症状，甚至可以反复发作，类似我们常说的血管性头痛。因此，当我们遇到初次发生头痛或者头痛性质与以往不同的患者时，应积极进行血管检查。

动脉瘤这么可怕,怎样才能检查出来呢? 能不能治疗呢?

随着医学影像技术的进步,CT、MR(磁共振)的广泛使用,利用无创的检查方法及早发现颅内动脉瘤已经成为现实。CT血管造影(CTA)和磁共振血管成像(MRA)等检查简便、易行,检查的准确率达到85%以上。但是最为准确的检查手段还是脑血管造影(DSA),当无创的检查发现动脉瘤或者高度怀疑动脉瘤时应尽快进行脑血管造影检查。

对于脑动脉瘤的治疗,最关键的是早发现、早治疗。其实脑动脉瘤并不可怕,这是一种可以彻底治愈的疾病,可怕的是人们还没有意识到及早治疗的重要性。在欧美等发达国家,至少有70%的动脉瘤在没有破裂以前就被人们发现并得到及时的治疗。而在我们国家呢? 这一比例非常低,大多数地区甚至连5%都不到。

可不可以吃药控制动脉瘤?

迄今为止,尚无治疗脑动脉瘤的特效药物,手术治疗是彻底治愈动脉瘤的唯一手段。当然,随着医学技术的进步,微创的手术治疗方法已经逐渐成为颅内动脉瘤治疗的主要手段。

特别提醒

颅内动脉瘤破裂后的第一个月内有将近一半的患者会发生再次出血,因此,一旦高度怀疑或者已经明确存在颅内动脉瘤,都应该在最短的时间内到有条件治疗的医院进行治疗! 切不可选择保守治疗、听之任之。

有人曾说:一个人的命运不是由上天决定的,也不是由别人决定的,而是自己。我坚信,关注你的血管健康任何时候都不会晚!

(刘建民)

—— 专家简介 ——

刘建民

刘建民,主任医师、教授、博士生导师,海军军医大学附属长海医院临床神经医学中心主任、神经外科主任,全军脑血管病研究所所长,上海市脑卒中临床救治中心主任。国家卫生计生委脑卒中防治专家委员会秘书长,中华医学会神经外科学分会神经介入学组组长,中国医师协会介入医师分会副会长,中国抗衰老促进会神经系统疾病分会主任委员,全军神经外科专业委员会副主任委员,上海市医学会脑卒中专科分会主任委员、神经外科专科分会副主任委员。以脑血管病(脑卒中)诊治为特色,开展颅内动脉瘤、脑供血动脉狭窄、脑梗死、脑(脊髓)动静脉畸形及动静脉瘘等脑血管病的治疗万余例,首创颅内支架成形术等11项新技术。

二、逐渐成为首选的颅内动脉瘤介入治疗

2009 年，著名笑星赵本山因"颅内动脉瘤"险些送命，自此，这一疾病逐渐被公众知晓。颅内动脉瘤有一个"瘤"字，很多人都以为它是肿瘤，纷纷来问是良性还是恶性。其实，颅内动脉瘤不是我们通常意义上说的肿瘤，它只是指颅内动脉血管壁上的膨出，是由脑动脉血管外膜和中膜组成的薄壁，因一般形态类似肿瘤，所以称之为颅内动脉瘤，即脑动脉瘤。

颅内动脉瘤本身并不可怕，可怕的是动脉瘤破裂导致的颅内出血。数据显示，5％的患者在脑动脉瘤破裂前有头痛，而当脑动脉瘤破裂时，约 78％的患者会有头痛，这时的头痛十分剧烈，还伴有恶心和呕吐；患者也可能会感到头颈变硬和疼痛，这是动脉瘤破裂导致蛛网膜下腔出血引起的脑膜刺激征。

特别提醒

动脉瘤越大、形态越不规则或是有突出的小泡，则预示动脉瘤越容易破裂。此外，动脉瘤的生长部位也与其危险性大小密切相关。有些部位的动脉瘤，即使体积较大，也不易破裂出血。而有些部位的动脉瘤，如临床上常见的前交通动脉瘤，即使体积较小，也可能有较大的破裂出血风险。

对于体内有这样一个"不定时炸弹"的人来说，最想知道的无疑是怎样排除这个炸弹。不同于一般疾病有药物治疗、外科手术、放射治疗和化疗等多种方法可选，颅内动脉瘤的治疗目前只有两种方法，那就是外科开颅夹闭术和血管内介入治疗。

血管内介入治疗是一种微创操作，通过血管内的途径抵达所要治疗的部位。与开颅夹闭手术不同的是，血管内介入治疗不需要打开头颅。取而代之的是，医师采用实时 X 线技术（又叫 X 线透视影像技术）来显示患者的血管系统，并治疗血管疾病。血管内治疗时把一根导管由患者大腿根部的股动脉经血管系统送入头部并最终抵达颅内动脉瘤内。微小的铂金弹簧圈由微导管进入动脉瘤内，阻断动脉瘤内的血流，来降低动脉瘤破裂和再破裂的概率。这种动脉瘤的填充技

术叫栓塞术，它是在全身麻醉下或者使用轻度的镇静剂下进行的。由于以血管腔为治疗路径，治疗的材料经过血管输送到动脉瘤内达到治疗目的，不需要开颅操作，减少了头颅切开的损伤和各种继发损害，受到医生和患者的青睐。目前，随着介入器械不断发展、介入技术不断改进，越来越多的动脉瘤能够通过介入技术进行栓塞治疗。

动脉瘤血管内介入治疗主要依赖治疗材料的改进。从 20 世纪 70 年代只能应用球囊进行栓塞治疗，到可解脱的钨丝弹簧圈、电解脱或水解脱的可控弹簧圈以及各种生物修饰弹簧圈的临床应用，介入治疗的安全性和长期疗效也在进一步提高。对于复杂动脉瘤，辅助栓塞的球囊、辅助栓塞的支架、专门治疗动脉瘤的支架(血流导向装置)这些新材料，使以往血管内介入无法治疗的复杂动脉瘤可以达到很好的治疗效果，大大扩大了微创治疗的范围。2002 年《柳叶刀》杂志上发表了国际多中心随机对照研究(ISAT)结果，确认血管内介入治疗在动脉瘤治疗中的疗效优于手术夹闭，被认为是介入治疗领域一个里程碑式的研究。血管内介入治疗已经逐渐成为国内外一些脑血管病诊疗中心的首选方法。在采用各种辅助技术的前提下，目前有 90% 以上的动脉瘤能够通过介入治疗获得满意的效果。但是依然有小部分动脉瘤无法通过血管内栓塞的方法进行治疗，或因采用介入治疗所需费用极高而不能被患者及家属所接受。

所以，制定个体化的综合治疗方案是目前动脉瘤治疗的出路。可以按照治疗策略将动脉瘤分为四类：仅适合开颅手术夹闭治疗；仅适合血管内介入治疗而开颅手术不能完成的；同时适合介入治疗和开颅手术；在血管搭桥或部分夹闭后行血管内介入治疗(即需要联合两种治疗方法)。

（黄清海）

—— 专家简介 ——

黄清海

黄清海，海军军医大学附属长海医院神经外科副主任、副主任医师、副教授，硕士生导师，医学博士。中华医学会神经外科学分会及上海市医学会神经外科专科分会青年委员会副主任委员，中国医师协会介入医师分会委员、神经介入专业委会副主任委员，上海市卒中学会青年学组副组长。

擅长脑血管病的微创诊疗，特别在复杂脑动脉瘤、脑血管畸形和脑血管闭塞的血管内治疗方面积累丰富的经验。

三、中风快速识别和救治的技巧

中风也叫脑卒中，主要分为出血性脑卒中（脑出血或蛛网膜下腔出血）和缺血性脑卒中（脑梗死）两大类。临床上以脑梗死最为常见，占发病患者数的 80％以上。资料显示，我国每年新发脑卒中约 200 万人，其中只有不到 10％的患者及时就医诊治，只有 1％的人在有效的时间窗内得到治疗并受益，75％患者死亡或遗留不同程度的残疾。中风发作后的 4.5 小时内在医学领域称为"急救黄金时间窗"，在这个时间窗内必须做到分秒必争，才能在最大限度上避免患者死亡或减轻残疾程度。那么家属怎样才能在第一时间发现脑卒中，并在 4.5 小时的急救时间窗内采取急救措施呢？

在国外的医院或者公共场合，我们会看到"FAST"的科普广告，是关于快速识别和处理脑卒中的知识，简便实用。"FAST"就是 4 个英语单词的开头字母。F(Face)，面瘫：左右脸不对称，笑的时候嘴歪了；A(Arm)，手臂下垂：一侧手臂没力气，举不起来了；S(Speech)，讲话："大舌头"了，讲话不清楚；T(Telephone和 Time)，抓紧时间打电话，送到医院急诊。发生脑梗死后如能在 4.5 小时内得到溶栓治疗，结果将大不一样。脑卒中通常是突然间发生的。由于大脑的不同区域控制人体不同部位，所以症状也会因大脑卒中部位不同而各异。

（1）一侧身体突然的发麻、乏力，如手拿不住东西，脚软没力气。

（2）两眼发黑，持续一段时间。

（3）说不出话或者听不懂别人说的话。

（4）有力气，但失去平衡，走不稳。

（5）突发喝水、吃东西呛得厉害。

（6）一侧眼睛看不见，重影或看不全。

（7）从来没有经历过的剧烈头痛，伴恶心、呕吐。

（8）突然昏倒了。

哪怕症状过了一阵儿自动消失，患者也应该到医院接受相关检查。因为这可能是"短暂性脑缺血发作"（TIA，也称小中风），如不及时治疗，脑卒中将很难避免。

还有四个测试可以辨识脑卒中：

S(smile)：要求患者笑一下，看看嘴歪不歪。

T(talk)：要求患者说一句简单的句子(要有条理，有连贯性)，看看是否清晰流畅，如"今天天气晴朗"。

R(raise)：要求患者举起双手，看看是否有上肢无力。

T(tongue)：要求患者伸出舌头，如果舌头弯曲或偏向一侧，也是脑卒中的征兆。

以上四个测试只要出现一个异常，就应及时至医院就诊。另外，大家还要记住一句话："嘴歪舌偏话不清，手脚无力奔医院"，作为对脑卒中快速识别和救治的技巧。

（刘学源）

── 专家简介 ──

刘学源

刘学源，同济大学附属上海第十人民医院神经内科主任、教研室主任，主任医师、教授、博士生导师。

中华医学会神经病学分会委员，中国卒中学会血管性认知障碍分会副主任委员，上海市中西医结合学会神经内科专业委员会主任委员，上海市医师协会神经内科医师分会副会长，上海市康复医学会神经内科分会副主任委员。上海市神经内科质量控制委员会委员，上海市脑卒中临床救治中心主任。

四、脑梗死患者，别错失溶栓时机

　　缺血性脑卒中，又称"脑梗死"，在有效的"时间窗"内进行溶栓治疗，对降低患者的致残率和致死率至关重要。那么对于脑梗死治疗来说，溶栓的关键之处究竟在哪里？

首先，是及时送医的问题

　　对于脑卒中患者和家属来说，及时发现病情，简单分析判断脑卒中的可能性之后，院前自救最重要的是拨打"120"急救电话，送往有资质的医院，尽早溶栓，更多获益。识别缺血性脑卒中的方法有如下简单几条：①口角是否歪斜；②一侧肢体是否无力；③语言是否出现障碍，如口齿不清晰（俗称"大舌头"）或者讲不出话、讲错话，这三条是最常出现的脑卒中的症状。此外，还有如突然视物不清、突然一侧肢体麻木了、突然头晕伴行走不稳了等，任何一条都可以是脑卒中的症状，一旦发生，尽快送到有溶栓资质的医院是减少未来可能残疾的最重要的措施。一些患者不认识脑梗死的症状，等病情严重了才去就医；或者想等一下，看看病情是不是自己会缓解，往往这样就错失了早期溶栓的时间窗。

其次，是选择医院的问题

　　上海市脑卒中预防与救治服务体系在全市范围内设立了 11 家市级和 25 家区级脑卒中临床救治中心，以及其他 7 家具有溶栓资质的医院。可以向"120"医生咨询就近的有资质的医院。

▲扫码收看 2017
版《上海市脑卒
中急救地图》

市级脑卒中临床救治中心	分管区县	区县脑卒中临床救治中心
复旦大学附属华山医院	静安区	静安区中心医院
复旦大学附属中山医院	徐汇区	上海市第八人民医院
上海交通大学医学院附属瑞金医院	金山区	复旦大学附属金山医院
上海交通大学附属第六人民医院	青浦区	复旦大学附属中山医院青浦分院
海军军医大学附属长海医院	黄浦区	上海交通大学医学院附属瑞金医院卢湾分院
同济大学附属第十人民医院	闵行区	上海市第五人民医院、闵行区中心医院
上海交通大学医学院附属仁济医院	松江区	松江区中心医院
上海中医药大学附属曙光医院	奉贤区	奉贤区中心医院
同济大学附属东方医院	杨浦区	杨浦区中心医院
上海交通大学医学院附属第九人民医院	宝山区	上海交通大学医学院附属第三人民医院
海军军医大学附属长征医院	崇明县	上海交通大学医学院附属新华医院崇明分院
	普陀区	普陀区中心医院、普陀区人民医院
	闸北区	市北医院、闸北区中心医院
	浦东新区	上海市第七人民医院、公利医院、浦南医院
		浦东新区人民医院、周浦医院、浦东医院
	长宁区	长宁区中心医院
	嘉定区	嘉定区中心医院
	虹口区	上海市第一人民医院分院

第三，溶栓风险问题

溶栓当然存在风险，所以需要谈话和征询患者家属的意见。6％的溶栓患者会发生严重症状性颅内出血。但就整体而言，溶栓治疗并不会增加患者的死亡率和残障率，相反，却能降低总体人群的死亡率和残疾率。因此，溶栓治疗的获益远远大于它的风险。

还有一些轻型脑卒中的患者，因为病情轻而放弃溶栓，但是这部分人群中20％～30％的患者会因为后续病情的加重而导致最终的残疾。刚开始发病时临床病情轻，并非意味将来就不会残疾。任何治疗都不是绝对安全的，对于出血风险的控制，是通过规范溶栓流程，严格把握溶栓指征，并密切观察病情变化综合实现的。平日治疗高血压和心脏病使用抗血栓的药物都会增加溶栓出血的风险，但是并非溶栓的禁忌证。

既往有过脑出血、过去 3 个月内有过大手术病史和近期有过有创性操作的患者，是溶栓的禁忌。这类患者如果出现急性脑梗死，有时可以采取动脉取栓治疗。

而患者一旦出血，我们也有相应的处理预案和措施，争取把风险控制到最低。

第四，溶栓团队和绿色通道

脑梗死患者在医院内的急救需要一个医疗团队，需要一个绿色通道，保证患者在发病 4.5 小时内能得到溶栓治疗。这需要医院的支持，而这方面医院管理的滞后，是目前很多医院还不能顺利开展溶栓的主要原因。

（董　强）

—— 专家简介 ——
董　强

董强，主任医师、教授、医学博士、博士生导师，复旦大学附属华山医院神经内科主任。

中华医学会神经内科学分会副主任委员，复旦大学附属华山医院神经病学研究所副所长。上海市优秀学科带头人，上海市医学领军人才，曙光学者。

擅长脑血管疾病的研究和诊治。

五、不适合静脉溶栓，还有动脉取栓

静脉溶栓是国内外公认的对急性缺血性脑卒中最有效的治疗方式，但是传统的静脉溶栓严格要求患者自发病起 4.5 小时内赶到医院接受相关治疗，且溶栓药物具有诸多限制，因此在临床上获益的患者比例并不高。此外，静脉溶栓虽然非常有效，但这种方法对大血管闭塞的再通率低，疗效并不令人满意。而大血管闭塞所致的急性脑梗死往往病情凶险、死亡率高、极易致残，是给患者造成最大危害的一种脑卒中类型。

目前国际上提倡新的支架取栓治疗手段，即通过大腿切口将取栓支架送进血管，到达卒中发病的大脑，移除血栓斑块，使血管再通。这一新技术是患者发病后 4.5 小时仍可以使用的有效治疗手段，而且最长可将治疗时间窗延长至 8 小时，特别适用于大血管闭塞的危重患者。

病情决定治疗对策，溶栓、取栓其实并不矛盾，选择哪种治疗方法主要视病情而定，也可以联合运用。由于错过治疗时间窗，或存在大血管闭塞，或因急性缺血性脑卒中使得药物无法溶解过大血块，许多患者不适用于静脉溶栓治疗，此时支架取栓就是最有效的治疗方案，为他们提供了延续生命的可能。

动脉取栓操作相对复杂，需要介入微创手术，因此在较大规模的脑卒中中心才能开展。而动脉取栓技术在脑卒中急救中最为重要的就是"快"：一是尽快将患者送至有技术条件的医院；二是患者应配合医生尽快作出治疗决定，切勿错过治疗时机。因此，加强脑卒中科普宣教，早期识别大血管闭塞患者，第一时间将患者送至可行动脉取栓的高级脑卒中中心非常重要。对于已在初级脑卒中中心静脉溶栓的时间窗内大血管闭塞患者，应争取宝贵的救治时间，尽快从对口初级脑卒中中心转到高级脑卒中中心，接受更有针对性的治疗。

近年来，以海军军医大学附属长海医院为主体的上海首个区域性脑卒中救治网络已覆盖了杨浦、宝山、崇明三个区，共涉及 15 家二级医院和 10 多家社区服务中心，初步建立起"1 小时脑卒中黄金救治圈"。为了挽救更多的脑梗死患者，降低大动脉闭塞所致脑梗死患者的致残率，应该继续深入发展专业的脑卒中救治链和脑卒中救治网络，使更多适合动脉取栓的患者获益。

（邓本强）

— **专家简介** —

邓本强

邓本强，主任医师、教授、医学博士、博士生导师，海军军医大学附属长海医院脑血管病中心副主任。

中国抗癫痫协会理事，全军神经内科学专业委员会委员和癫痫学组副组长，上海市医学会神经内科专科分会委员，上海市中西医结合学会神经科专业委员会委员，上海市医学会脑卒中专科分会委员，国家脑卒中筛查与防治工程基地医院专家委员会常委。

擅长急性缺血性脑卒中的动、静脉联合溶栓治疗，脑供血动脉狭窄，多模式血流再通治疗，神经内科学疑难杂症的诊治。

六、多学科协作应对脑卒中及急救转运

众所周知，脑卒中是一组以急性起病、局灶性或弥散性脑功能障碍为共同特征的脑血管病，其患病率、发病率、病死率和致残率逐年增加。之前，我国大多数医院治疗脑卒中仍然是单学科、以药物为主体的治疗模式，从而影响了治疗的有效性，造成了一定的医疗资源浪费。近年来，国内外卒中单元的成功给了我们一个很好的启示，即采取多学科协作的医疗模式能够更有效地改善住院脑卒中患者的状况并提高疗效。

现代医学科学技术的发展越来越呈现出多学科相互交叉、相互渗透以及系统化、整体化的态势，同时缩短脑卒中患者院前转运时间，并积极予以干预治疗可改善其临床预后，尤其对脑梗死患者而言，时间窗内的溶栓治疗是临床上最有效的治疗方法。因此，对脑卒中患者积极予以急救转运，意义重大。

上海市医学会脑卒中专科分会是一个有别于以往单一学科的、在学术地位上等同于其他学会的崭新学会，通过脑卒中专科分会的组织管理和联合会诊，能为脑卒中患者提供院前急救、药物治疗、手术治疗、神经介入治疗等从院前急救到住院治疗，再到康复治疗全过程、全方位的立体诊疗"一站式"服务，实现"无缝式"的脑卒中连续化管理，促进患者的尽早康复，顺应了当今医学发展的新潮流。一句话，脑卒中专科分会就是一种整合学会。

急救转运作为危急重症患者生命保障的重要措施，应当具备一套系统、科学、成熟的急诊急救方案，从最初接收到"120"系统信息后就要步入快速、有序的急诊急救工作，并且在急诊转运的途中同样要对患者进行密切监测。但目前国内外脑卒中患者的急救转运情况均不够理想。患者就诊延迟受到多种因素的影响，其中对脑卒中知识了解不足和不求助急救车就诊是主要原因，这就需要我们针对急救转运方案进行不断优化，为脑卒中患者提供有效的保障。最近，中国版"中风 1 - 2 - 0"横空出世，巧用医疗急救电话号码，把脑卒中识别和中国特有的医疗急救号码"120"直接联系起来（参见本书 104 页——编者注）。简单、形象、易记，即使是小孩、老人，或受教育程度低的人也能记住，真正把数字变成行动！

由于我国已步入老龄化社会，为了体现"以人为本"的医学人文理念，多学科协作应对脑卒中是大势所趋。同时需要政府、公众、医生、"120"急救中心的共同努力来改善急救转运的不足。相信在全体医护人员及社区居民的共同努力下，我们定能探索出一个适合我国国情、针对脑卒中的及时和最佳治疗模式，有效提高疗效，降低医疗费用。这是一个挑战，也是一个机遇！

（陈生弟）

—— 专家简介 ——

陈生弟

陈生弟，上海交通大学医学院附属瑞金医院神经科主任，神经病学二级教授、主任医师、博士生导师。国际帕金森病及运动障碍学会执行委员、国际神经病学联盟帕金森病及相关疾病研究委员会委员、中国医师协会神经内科医师分会副会长兼帕金森病及运动障碍专业委员会主任委员、中国神经科学学会副理事长兼神经退行性疾病分会主任委员。从事神经科医教研工作40年，长期致力于帕金森病和阿尔茨海默病的诊治转化研究。

七、脑卒中急救，刻不容缓

国际上的许多研究已经证明：在治疗时间窗内 rt-PA(重组组织型纤溶酶原激活剂)溶栓能够改善急性缺血性脑卒中患者的预后，使更多的患者回归生活。同样，动脉硬化性脑出血的血肿也是逐步扩大的，病情也随之加重。如果能够获得及时正确的治疗，患者可以获益更多。成功的脑卒中急救来自紧急的救治时间和规范的医疗流程。

每个人都知道，一旦发生了火灾，消防队员赶到现场的时间越早越好，因为只有这样才能把火灾造成的损失减少到最小。脑卒中与火灾一样，只有尽早获得有效的治疗，才能减少脑损害。如果我们不能及时治疗，而是等到脑细胞已经死亡再处理，就如同大火已经将房子烧毁，再优秀的消防队员和消防技术也无济于事。

国际上的规范医疗流程包括三方面内容。

(1) 公众意识：提高公众早期识别急性脑卒中预警信号的意识，有 5 个要点。①突然一侧面瘫，上下肢无力、麻木；②突然语言、意识障碍或理解障碍；③突然头晕，出现平衡障碍、步态不稳；④突然单眼或双眼失明，或视力下降，或视物成双；⑤突然出现未曾经历过的剧烈头痛。

(2) 救护转运：一旦发现类似患者，应该立即拨打"120"急救电话，城市的"120"救护系统应该是最有力的紧急救治的第一环节。脑卒中患者应该被送到具有脑卒中规范治疗资质的、具有脑卒中医疗能力的医院，以便患者获得迅速而正确的诊治，将危害降低到最小。

(3) 院内急救：急性期"卒中单元"的建立和运作、急性期脑卒中急救团队的建立都是非常必须和有效的。"绿色通道"能使初诊的疑似病例尽快确诊，国际上要求从患者入院门 60 分钟内得到正确诊断并且获得治疗。我国大多数二级以上的医院已经具备客观条件，但是从具备意识到实际整合的医院还是有限的。

2005 年 5 月，在博洛尼亚启动了全球"ACT NOW"计划，呼吁世界各国关注脑卒中急救。2006 年 12 月中国"迅时行动(ACT NOW)"计划在深圳启动，呼吁我国完善脑卒中快速转运体系、建立和改进脑卒中早期救治体系来应对患者的需要。2017 年 3 月 25 日，中国卒中学会(CSA)、美国心脏协会(AHA/ASA)合作创建的中国首家脑卒中临床培训基地——SCA 卒中综合培训中心（Stroke Care Academy）在上海市浦东新区正式启动。该中心计划在未来五年内培训全国脑卒中领域的临床一线医生上万人次，努力推动中国的脑卒中救治规范化进程。

（王少石）

—— 专家简介 ——

王少石

王少石，主任医师、教授，上海市第一人民医院分院神经科主任，上海市虹口区脑血管病诊疗中心主任。中国卒中学会理事，中国卒中学会脑血管病高危人群管理分会副主任委员、"红手环志愿者"服务团秘书长，上海市医学会脑卒中专科分会副主任委员，上海市康复医学会神经康复分会副主任委员。

擅长急性脑卒中治疗以及早期血管性痴呆治疗和研究。

八、脑动脉狭窄的用药原则和患者"守则"

脑卒中的危害巨大，急性发病后的有效治疗方法极其有限（只有发病数小时内开展的静脉溶栓或动脉取栓治疗），因而预防就是减少脑卒中危害的最重要和最主要的手段。做好预防，可以减少 80% 的脑卒中的发生。而要做好脑卒中的预防，首先就是要认识和发现导致脑卒中的危险因素、病因和发病机制，这样才能有的放矢地进行预防干预。

目前已经认识到引起脑卒中的危险因素有许多，各种危险因素通过不同的机制导致脑血管的损害，进而引起缺血性脑卒中，主要的机制是动脉粥样硬化、脑小血管病变或心源性栓塞。我国研究已经发现，脑动脉粥样硬化是最重要的急性缺血性脑卒中的发病机制，约占所有急性缺血性脑卒中的半数以上。

用药原则

那么，临床上是如何诊断脑动脉粥样硬化呢？通常，会使用各种影像学检查方法，如颈部血管超声、经颅多普勒超声、CT 血管成像、MRI 血管成像或直接的脑血管造影（DSA）等，观察颈部或脑内的血管是否存在狭窄或有粥样硬化斑块。最新的检查技术还能有效判断粥样硬化斑块的性质，更有效地指导诊断和治疗。通过各种检查，再结合患者是否有病变血管支配区的脑血管事件的症状（仅指缺血性脑卒中或一过性脑缺血发作），可以将患者分为有或无症状的颅外血管（颅外颈动脉或椎动脉）狭窄及有或无症状的颅内血管（颅内颈动脉、大脑中动脉、大脑前动脉、基底动脉、大脑后动脉）狭窄。通过检查，结合临床，还可以明确患者的动脉狭窄是动脉粥样硬化性（最常见）或是其他少见病因（如烟雾病、动脉夹层等）。

对颈部及脑部动脉的狭窄，一旦诊断明确，就可以进行药物或血管介入治疗。需要注意的是，治疗的目的是防治脑卒中的复发，而不是用来治疗因狭窄而导致的脑卒中症状或不适（如瘫痪或疼痛）。脑卒中导致的症状只能通过药物治疗和积极的康复治疗得以改善和控制。

特别提醒

一定要确定患者是否有脑卒中或一过性脑缺血发作的症状，切忌将非特异性的头痛、头晕、头昏脑涨当作脑卒中或一过性脑缺血发作的症状。

国内外的指南推荐临床医师必须遵循以下原则。

（1）无症状的颅内动脉粥样硬化性狭窄的治疗主要是药物。

（2）无症状的颅外动脉粥样硬化性狭窄的治疗主要是药物；有多个危险因素且药物治疗效果不佳者，若条件允许，可以考虑进行血管介入治疗（动脉内膜剥离术或血管成形和支架植入术）。

（3）有症状的颅内动脉粥样硬化性狭窄的治疗主要是药物。

（4）有症状的颅外动脉粥样硬化性狭窄，在积极的药物治疗基础上进行血管介入治疗的效果优于单纯药物治疗。

患者"守则"

所有患者及其家属应该通过各种医患教育途径了解脑卒中的危害，知晓脑卒中预防的重要性和长期性。要树立科学理性的疾病预防观念，明确预防是值得的，预防可以减少死亡和残疾，可以提高生活质量，但需要承受一定的费用和不良反应。没有"一劳永逸"的预防方法，永远不存在"没有代价"的预防方法。

患者应积极配合治疗，不道听途说，不要随意更换治疗药物，不要因为各种检查指标（如血压、血糖、血脂）正常而自行停药，不要因为仅仅看到药品说明书上有不少的不良反应就随便停用。目前，大多数医院都建立有卒中专病门诊，医师对脑卒中的治疗经验和水平要比非专病医师高许多，患者在专病门诊可以得到最好和最恰当的诊治。患者要定期进行检查（如每日查血压，糖尿病患者每周测血糖，每3～6月查血脂，每6～12月查颈部或脑血管），以了解危险因素的控制情况和脑动脉狭窄的演变情况。

患者一定要戒烟，停止大量饮酒；坚持运动，最好每周5次，每次30分钟以上，减轻体重；坚持健康饮食，低盐、少糖、少油、多谷物、多蔬菜、多维生素；保持作息规律，保持心情愉快。有长时间的失眠、不开心或过度担心焦虑等负面情绪，应及时就医。

医患合作

无论是否有高血压病史，只要没有禁忌，患者就需要使用降压药，保持血压至少在 140/90 毫米汞柱以下。若一种药物不能达到此标准，应增加药物（由专病医师判断）。除非是有双侧脑动脉的严重狭窄（大于 70％），否则无需担心血压降低会产生"脑供血不足"。患者应每日测量血压，尤其是测量早晨起床后未进食、未运动时的血压。出现下肢水肿、咳嗽等不良反应，应及时告诉医生，由医生进行药物调整。

无论原来的血脂水平如何，除非血脂水平极低，均应接受他汀（一种最有效、最有科学证据、最常用的降脂药）类药物治疗，治疗的目标是使低密度脂蛋白胆固醇（LDL-C）的水平下降到未用药前水平的一半以下。现有科学证据显示，低密度脂蛋白胆固醇水平降得越低，疗效越好，无需担心"太低"会有大的不良反应。虽然其他非他汀类的降脂药物也有降低血脂的作用，但其预防脑卒中的疗效不及他汀类药物，不要随意更换。长期使用中，如果发现有轻度的肝酶（转氨酶）或肌酶升高，不要马上停药，应由医生判断。

患者需要长期使用阿司匹林或氯吡格雷等抗血小板药物以预防血栓形成。急性脑卒中或一过性脑缺血发作的患者，最好是联合应用阿司匹林和氯吡格雷 3 个月，之后改为单用其中一种。抗血小板药物有很少的增加脑出血和一定的增加胃肠道出血的风险，但其预防脑卒中及心脏病的获益远大于出血风险，是利大于弊的治疗，不要因为担心小的不良反应而丧失大的获益机会。医生会结合患者的情况，选择最合适的药物。在服用阿司匹林等抗血小板药物时，一定要戒烟戒酒、严格控制血压。出现小的出血预警现象（如反复皮肤瘀斑、牙龈出血、鼻出血、大便发黑等）应及时就医。

（李焰生）

—— 专家简介 ——

李焰生

李焰生，上海交通大学医学院附属仁济医院神经科主任医师，教授。

中国医师协会神经内科医师分会疼痛与感觉障碍专业委员会副主任委员、中国卒中学会理事、中国老年医学学会神经医学分会副会长、中华医学会疼痛学分会头面痛学组副组长、中华预防医学会卒中预防与控制专业委员会常务委员、上海市医学会脑卒中专科分会候任主任委员。

擅长脑卒中、头痛、头晕、老年痴呆等疾病的治疗和研究。

九、关注颈动脉健康，预防脑梗死

　　也许您经常会听到这样的消息：家里的亲戚或朋友"脑梗"了，瘫在床上。很多人谈"脑梗"色变，因为大家或多或少都知道，得了"脑梗"——脑梗死，轻者丧失生活自理能力，重者可以威胁生命。脑梗死究竟是怎么形成的？可以治好吗？我们该怎么来预防脑梗死的发生呢？

人体中的重要"水管"——颈动脉

　　研究发现，造成脑梗死的原因 80% 是由于供给脑部营养和氧气的动脉血管出了问题。脑部分布着大大小小的血管网，就好比我们家里的自来水管，总水管进到家里后通到每个房间。刚装修好的新房子水管很通畅，可是日子久了，水管生锈，或是里面掉进了头发和不容易清理的垃圾，就会让水管堵住。堵住的是哪一段水管，它所输送水的房间就会断水，影响我们的生活。

　　人体中有根非常重要的血管叫颈动脉，它是人体通向头面部的主要动脉，正常时供给脑组织 85% 的血液。颈动脉的位置也很特殊，在这条血管上有一个分叉，由于血液流动的方向改变，在分叉的地方特别容易堆积脂肪等杂质，加上高血压、糖尿病、血脂异常、吸烟、酗酒等导致血管壁毛糙、血管痉挛，容易使这些杂质慢慢附在血管内膜上，形成动脉粥样硬化斑块，导致血管腔越来越窄，最后甚至会出现堵塞。一方面造成脑部供血不足，另一方面这些斑块一旦脱落便会形成血栓，随着血流移动，流到管径细小的血管内就容易把血管堵住。而通过这些血管供给氧气和营养的脑组织就会发生缺血性坏死，这就是脑梗死。

时常"检修"，警惕堵塞先兆

　　如果说脑梗死就像田里的禾苗没有了水分而枯死，"低灌注"就是禾苗在长期缺水状态下的濒死期，受影响的脑组织尚未完全坏死，神经功能尚有部分保留，此时如果及时得到灌溉，禾苗依然能够长出新芽，反之则出现真正的死亡。

　　正是由于大部分脑梗死与颈动脉有关，所以，如果能够做好筛查，及早发现和干预，将会大大减少脑梗死的发生率。目前最常见的筛查方式就是做颈动脉彩超，也就是 B 超。一旦颈动脉彩超发现存在颈动脉狭窄，那么可能还要进一步做更精确的检查,比如磁共振或 CT 的脑血管成像、脑血管造影等,以确诊并决定采取哪种手段治疗。

　　然而,颈动脉狭窄早期不一定有明显的不舒服,只有当管腔狭窄超过 50％,才会感觉异常。最常见的表现是突然出现一侧肢体麻木、无力,有时候出现视觉异常:单眼失明(部分或全部光感消失)、视物模糊或完全失明等,几分钟或几小时后又好了,这种情况叫做"短暂性脑缺血发作"。这是因为狭窄的颈动脉斑块上脱落的小栓子塞在脑血管里,但还没有完全堵死血管。这种一过性的缺血症状往往是脑梗死的先兆表现,如果这个脱落的斑块比较大,那么很可能会出现大面积脑梗死。严重者出现我们常说的半身不遂,影响语言和进食,甚至昏迷、死亡。

特别提醒

　　现在大多数患者都是因为明显不舒服才来看病,但经过检查,他们的狭窄程度都已经超过了 80％,严重影响了脑部供血及后期康复,即使得到有效治疗,也会留下不同程度的后遗症。

　　所以我们建议年龄在 50 岁以上,吸烟、酗酒、高血压、高血脂、糖尿病、肥胖、风湿性心脏病和冠心病引起的房颤,这些高危人群都应该引起重视,定期体检,改变不健康的生活方式,克服不良习惯,才能真正预防脑卒中的发生。

治疗很有效,预防更重要

　　哪些患者需要治疗? 怎么治疗呢? 通过检查如果发现颈动脉狭窄程度＞50％,并且患者有与狭窄相关的神经系统症状;或狭窄程度＞70％,即使没有明显的神经系统症状,都建议患者进行治疗。

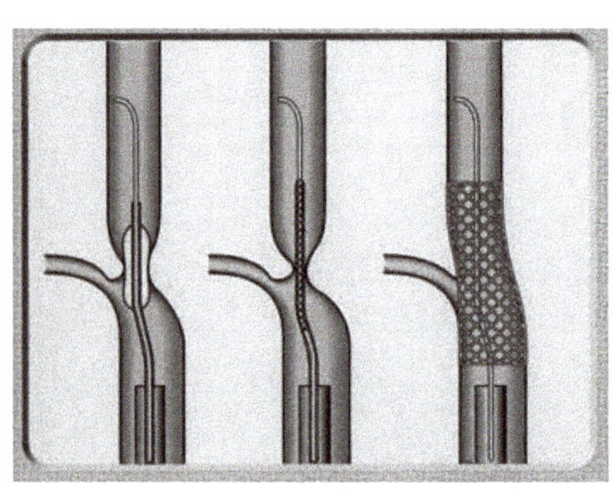

▲血管内支架成形术

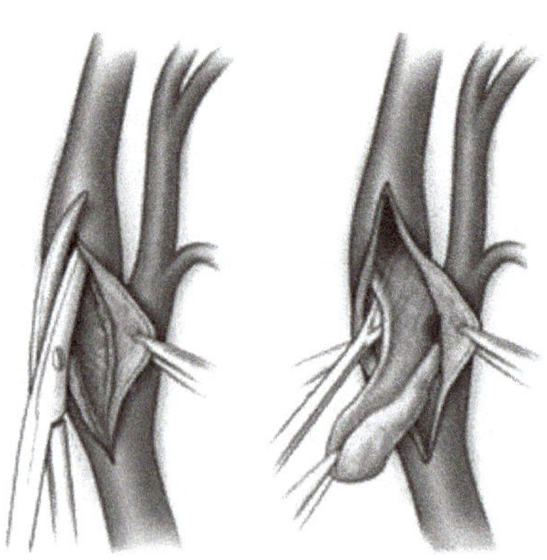

▲颈动脉内膜剥脱术

手术虽然可以解决问题，但并不是一劳永逸的，很多患者觉得既然已经做了手术了，还需要吃那么多药太麻烦，出院后就自行把药物停了。然而，高血压、糖尿病、高血脂、冠心病等容易造成颈动脉狭窄的危险因素，都需要长期服用药物加以控制。对于能抑制血小板聚集、起到防止血栓形成的阿司匹林，如无特殊禁忌证，更是要长期甚至是终身服用。

让我们从今天起，改变不良生活习惯，走出"重治轻防"的治疗误区。关注颈动脉健康，预防脑梗死。

（万杰清）

—— 专家简介 ——

万杰清

万杰清，上海交通大学医学院附属仁济医院神经外科副主任、脑血管病区主任，教授，主任医师，研究生导师。国家卫生计生委脑卒中防治专家委员会中青年专家委员会委员，中国医师协会神经介入治疗委员会委员，中华医学会神经外科分会神经介入学组委员，上海市医学会脑卒中专科分会副主任委员、神经外科分会委员及脑血管病介入学组副组长。

擅长脑血管病的血管内介入和显微外科治疗，包括急性破裂出血的脑动脉瘤、脑血管畸形和硬脑膜动静脉瘘的栓塞治疗，以及颈动脉内膜切除和血管内支架治疗颈动脉狭窄、预防脑梗死等。

十、脑血管搭桥——脑卒中防治的利器

脑卒中外科手术主要包括颈动脉内膜剥脱、颈动脉支架植入、脑血管搭桥等，其中脑血管搭桥效果突出，目前已被广泛用于各类缺血性脑血管病、烟雾病及颅内动脉瘤等。

脑血管搭桥，顾名思义，是取自体血管（颞浅动脉、桡动脉等）与闭塞脑血管远端连接起来，让血液到达缺血部位，改善脑组织血液供应，从而缓解脑缺血症状，改善神经功能，提高生活质量。犹如冠状动脉搭桥，脑血管搭桥则在大脑上架起了一座"血管桥梁"，自1967年第一例颞浅动脉-大脑中动脉搭桥治疗马方综合征合并大脑中动脉狭窄成功后，脑血管搭桥逐渐兴起并取得了飞速发展。

（1）治疗缺血性脑血管病。缺血性脑血管病主要指动脉粥样硬化引起的颈动脉或颅内动脉狭窄、闭塞，导致脑缺血症状（短暂性脑缺血发作、脑梗死等）。多数患者具有吸烟、高血压、糖尿病、高血脂及不良生活方式等危险因素。因此，治疗基础是控制危险因素，规范药物治疗。

然而，不乏存在部分患者药物治疗无效的情况，此时可能需要进行详细的临床与影像学评估，明确是否可行脑血管搭桥。术前常规行全脑血管造影评估责任病变血管狭窄程度或闭塞、侧支循环是否建立；CT灌注或单光子发射计算机断层成像术（SPECT）或正电子发射断层成像术（PET）评估脑血流灌注及代谢。一般来说，同时存在责任血管闭塞、脑血流灌注不足、代谢减低、梗死灶周围存在缺血半暗带，是手术的强烈指征，手术疗效佳。

（2）治疗烟雾病。烟雾病（MMD）是原因不明、慢性进行性的脑血管病，常导致脑缺血及脑出血，是儿童及成人脑卒中的常见原因之一。随着医学影像技术的发展，如MRA（磁共振血管成像）、CTA（CT血管成像）等的推广，越来越多的烟雾病患者得以明确诊断。

由于烟雾病的病因不明确，药物治疗效果欠佳，因此目前一线治疗方法为脑血管搭桥，其中颞浅动脉-大脑中动脉搭桥最常用（直接搭桥），其次还包括间接搭桥，常应用于儿童烟雾病患者，如：脑-硬脑膜-动脉融合术、脑-硬脑膜-动脉-颞肌融合术、脑-颞肌-血管融合术、带蒂和带血管游离大网膜颅内移植术及颅骨多处钻孔术等。临床研究已证实脑血管搭桥治疗烟雾病的安全性及有效性，不仅能降低脑卒中风险，还能明显改善神经功能，提高生活质量。

（3）在复杂颅内动脉瘤治疗中的应用。脑血管搭桥术除了可以实现血管重建，改善脑缺血症状外，还可用于治疗复杂颅内动脉瘤。颅内动脉瘤发病率较高，一旦破裂可导致脑出血，致死、致残率高。目前治疗方法主要包括开颅夹闭及血管内介入栓塞。然而对于一些复杂颅内动脉瘤，既无法直接夹闭又无法行血管内介入栓塞时，我们可采用新的治疗方法，即动脉瘤孤立＋脑血管搭桥。简而言之，即在动脉瘤远近端进行孤立，同时中间通过移植血管，进行脑血管搭桥来降低因血管堵塞而导致的脑缺血风险。

综上所述，脑血管搭桥是目前治疗缺血性脑血管病、烟雾病及复杂颅内动脉瘤的主要方法。随着搭桥技术及理念的不断改进与更新，今后如何做到精准脑血管搭桥、降低手术风险、有效防治脑卒中、改善神经功能、提高生活质量，将是我们不断追求与奋斗的目标。

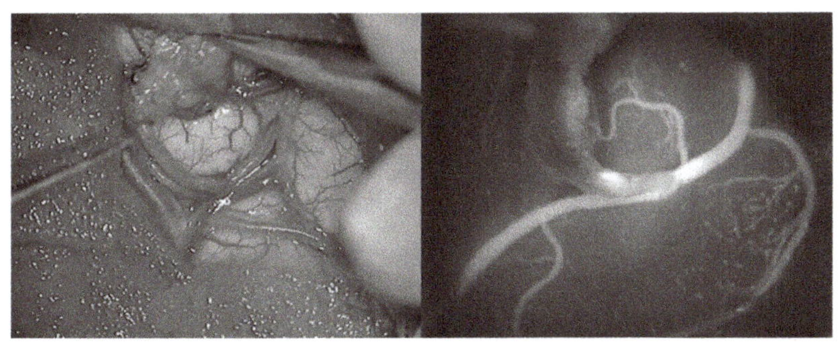

▲缺血性脑血管病，颞浅动脉-大脑中动脉搭桥术中荧光造影证实吻合口通畅

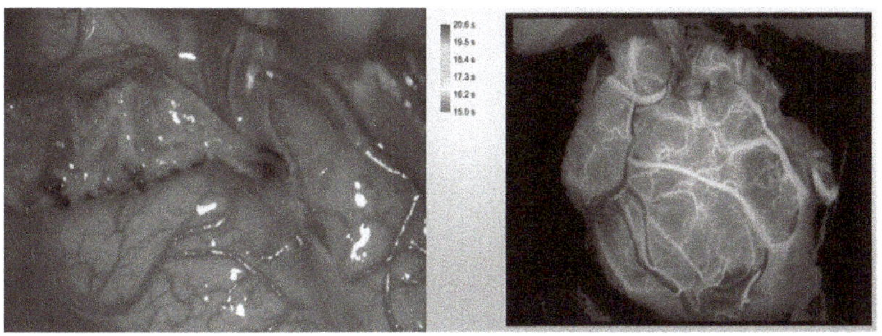

▲烟雾病，颞浅动脉-大脑中动脉搭桥术中荧光造影等证实吻合口通畅，周围缺血区域血流灌注明显增加

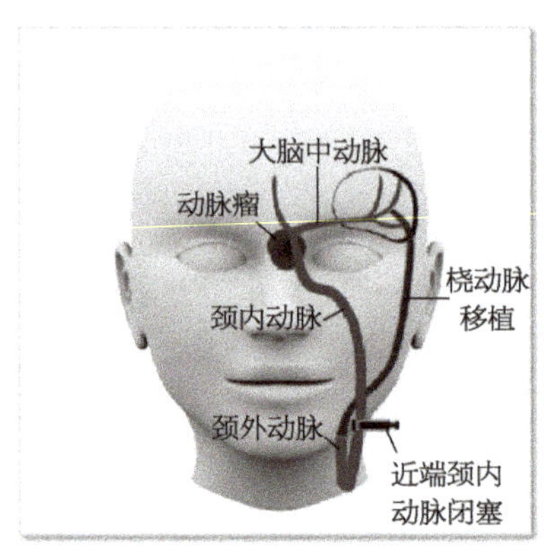

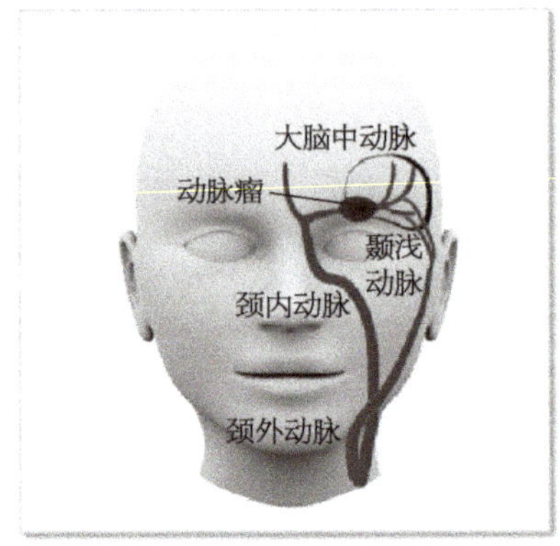

▲脑血管搭桥治疗复杂颅内动脉瘤

（顾宇翔）

—— 专家简介 ——

顾宇翔

顾宇翔，复旦大学附属华山医院神经外科主任医师，教授，博士生导师。华山医院北院神经外科执行主任。国家卫生计生委脑卒中防治专家委员会缺血性卒中外科专业委员会副主任委员、中国医药教育协会神经外科专业委员会副主任委员、中国卒中学会复合介入神经外科分会副主任委员、中华医学会神经外科学分会脑血管病专业委员会委员。

擅长应用血管内介入治疗和显微外科手术从事脑血管疾病的诊治，脑脊髓血管病、颈动脉疾病的诊断，以及血管内介入及外科手术治疗。

CHAPTER TWO

2

问名医

出｜血｜性｜脑｜卒｜中｜

一、脑动脉瘤

1. 脑子里的"不定时炸弹"危险吗

有人自己或亲友查出患有脑动脉瘤，对这个被称为"不定时炸弹"的疾病常常会有这样的疑问：这种肿瘤危险吗？实际上，脑动脉瘤并不是肿瘤，而是一种脑血管疾病。它是发生在脑供血动脉上的异常膨出，在外观上就像从血管上突出的一个小瘤子，所以被称为"动脉瘤"。尽管它不是肿瘤，但确实很危险，其最大危害是可能发生破裂并形成蛛网膜下腔出血，就像被埋在脑子里的"炸弹"，一旦爆炸后果不堪设想。而说它是"不定时炸弹"，是因为目前的医学无法确认哪个动脉瘤会发生破裂，又会在什么时候发生破裂。

那么这个"不定时炸弹"如果爆炸了，后果到底有多严重呢？动脉瘤一旦发生破裂，约有 15％ 的患者甚至连送到医院的机会都没有，就算及时送到医院若不进行有效的治疗，总体死亡率可高达 60％。因此脑动脉瘤是导致青壮年人群猝死的首要因素。而且，除了破裂出血之外，也有部分大型或巨大动脉瘤可对周围脑组织及神经形成压迫或者引起瘤内形成的血栓脱落堵塞远端血管，诱发脑梗死而导致患者残疾。

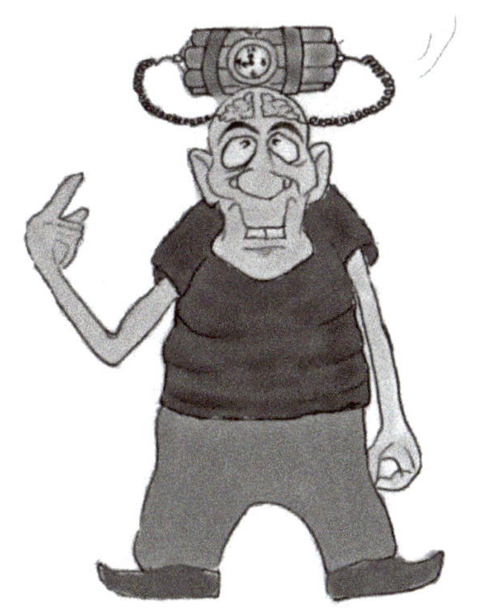

（段国礼　方亦斌）

方亦斌

方亦斌，海军军医大学附属长海医院脑血管病中心、神经外科副主任医师，副教授，医学博士。中国介入医学工程学会神经介入学组秘书。擅长出血性及缺血性脑血管病的介入和显微外科手术治疗，主攻脑动脉瘤和脑血管畸形的临床及基础研究。

2. 脑动脉瘤这么危险，能预防吗

我们都说对于疾病是"防胜于治"，那么脑动脉瘤能预防吗？要预防一种疾病首先要明确其病因，但遗憾的是目前有关脑动脉瘤的病因仍不明确。一般认为脑动脉瘤的发生主要与两方面的因素有关，一方面是血管壁防御能力的下降，另一方面是血流的破坏因素增强。相对于身体其他部位的动脉，脑动脉的血管壁结构在先天发育上就比较薄弱，而在血管分叉部位尤为突出，某些遗传性疾病或全身结缔组织病会加重这种先天发育薄弱。后天的糖尿病、高血压、吸烟等因素会引起动脉粥样硬化，对动脉壁造成进一步的损伤并使其防御能力进一步下降。高血压可能进一步增强血流对动脉壁的冲击。在增强的破坏因素与受损的防御能力的共同作用下，发生动脉瘤的风险就会显著增加。

对于先天因素导致的血管壁防御能力降低，目前并没有太好的办法应对。但是从危险因素的角度积极防治糖尿病、高血压等基础疾病，并通过戒烟等生活习惯的改变，有助于预防和减缓动脉粥样硬化的发生，对于预防动脉瘤的发生是有积极意义的。另一方面，如果发现了脑动脉瘤，在专科医生的指导下，全面评估并决定是否预防性地予以治疗，是防止其破裂出血的有效手段。

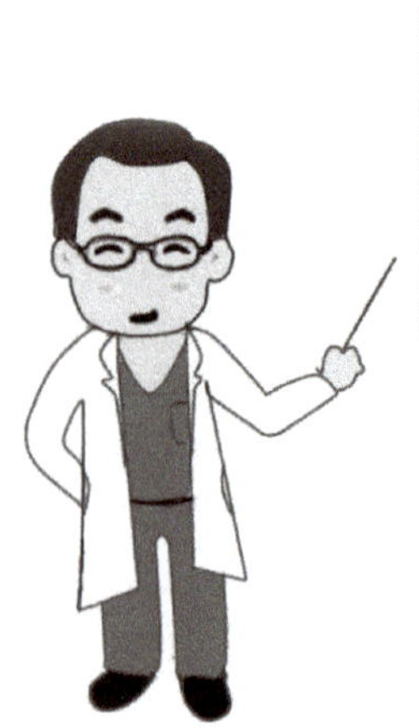

（段国礼　方亦斌）

3. 怎么才能尽早发现脑动脉瘤

从技术的角度来说，脑血管造影仍然是诊断脑动脉瘤的"金标准"，但该方法为有创性检查，完成该检查需要行动脉穿刺、动脉内置入鞘管并注射造影剂，在大剂量的 X 线照射下观察。脑血管造影对人体有一定损伤，不适合用于未破裂动脉瘤的筛查。近年来，随着影像诊断学技术的不断进展，已经出现了多种无创的检查技术，如 CTA（CT 血管造影）、MRA（磁共振血管造影）等，通过向动脉内注射造影剂后得到高分辨率的脑血管影像，对脑动脉瘤的检出率达到 80％～95％，是目前广泛用于临床的检查技术，也是发现未破裂动脉瘤的主要手段。随着更先进的高场强高分辨率磁共振设备的逐渐普及，不使用造影剂的血管造影成像质量也越来越高，可以更加安全地检查出脑动脉瘤。

由于大部分动脉瘤都是散发的，因此对于一般动脉瘤出血患者，医疗上并不推荐其亲属常规行动脉瘤筛查。但如果患者合并遗传性疾病或家族中有多名动脉瘤出血患者时，因其家属发生动脉瘤的风险较正常人群显著增高，故建议患者的直系亲属（父母、子女、兄弟姐妹）行血管检查。对于一般人来说，如果出现了与动脉瘤相关的可疑症状时，需要在专科医生指导下进行脑血管检查。此外，长期吸烟、患高血压病、血管粥样硬化的患者，因患动脉瘤的风险增高，也可以考虑进行血管检查。

（段国礼　方亦斌）

4. 我妈妈有脑动脉瘤，会遗传给我吗

动脉瘤的发生有先天因素的参与，但脑动脉瘤并不是一种遗传病，并不会出现父母遗传给孩子的情况。

但是研究发现，脑动脉瘤的发生与一些遗传性疾病有关，呈家族性聚集的趋势；而即使在不合并遗传性疾病的动脉瘤患者中，也存在家族内多名患者发生动脉瘤的现象。这提示遗传因素是参与脑动脉瘤发生的因素之一，可能导致脑动脉壁发育薄弱，也就是所谓的存在遗传易感性。其中，多囊肾是目前较为明确的与脑动脉瘤有关的疾病。约 1/4 的多囊肾患者发现有脑动脉瘤，其中 1/5 的患者死亡与脑动脉瘤有关。其他与脑动脉瘤发生相关的遗传性疾病还包括成人显性多囊性肾病、埃勒斯-当洛综合征Ⅳ型、马方综合征、神经纤维瘤病Ⅰ型、遗传性

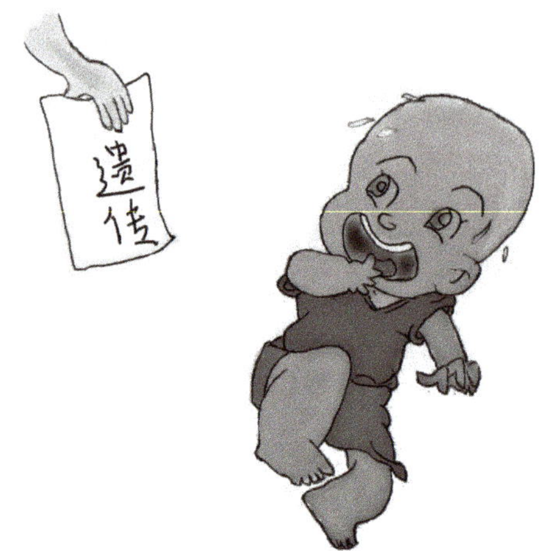

出血性毛细血管扩张症等。这些疾病的患者，合并动脉瘤的风险会大大增加。

有研究发现，一般人群同样存在遗传易感性，发生脑动脉瘤破裂患者的直系亲属，其检出动脉瘤的风险是一般人群的 4 倍。这也是为什么对于这部分人群，尤其是有两位以上直系亲属患有破裂动脉瘤，建议进行动脉瘤无创筛查的原因。

（段国礼　方亦斌）

5. 脑动脉瘤都会发生出血吗

脑动脉瘤发生破裂出血后非常危险，那么是不是所有动脉瘤都会发生破裂出血呢？脑动脉瘤的发展有以下几种可能性：①动脉瘤持续增大，较为常见。但增大的速度因人而异，受影响的因素也比较多，那些增大较慢的动脉瘤在短期随访中常被认为保持稳定。②动脉瘤破裂出血，常见。动脉瘤的出血风险被认为与动脉瘤的大小呈正相关。③偶可见到动脉瘤内部分血栓形成而表现为瘤体的缩小，多见于大型、巨大型动脉瘤，可伴有或不伴有血栓钙化。但研究认为，尽管可以表现为瘤体的缩小，但并没有证据证明部分有血栓的动脉瘤没有出血的风险。④极为少见的病例，动脉瘤可以自行消失，可能与动脉瘤内完全血栓等原因有关。

所以，总体来说，任何动脉瘤都存在破裂出血的风险，动脉瘤体积越大破裂风险越大，当然对于单个动脉瘤而言，其病程也是难以预料的。

（段国礼　方亦斌）

6. 所有脑动脉瘤都需要治疗吗

根据是否发生破裂出血，可将脑动脉瘤分为破裂脑动脉瘤和未破裂脑动脉瘤。破裂脑动脉瘤非常危险，如治疗不及时死亡率极高，需要积极救治。而未破裂脑动脉瘤的治疗则争议较大。因为并不是所有的脑动脉瘤都会发生破裂，有些脑动脉瘤患者可能带着动脉瘤终其一生。

　　在考虑一个动脉瘤是否需要治疗时,主要需要权衡的因素就是动脉瘤自然破裂的风险以及治疗动脉瘤发生并发症的风险。目前认为,下列动脉瘤患者发生破裂出血的风险明显高于一般动脉瘤患者:①有家族史的动脉瘤患者;②曾经发生动脉瘤破裂且合并未破裂动脉瘤的患者;③位于椎基底动脉系统的动脉瘤;④伴有临床症状的动脉瘤患者;⑤形态不规则的动脉瘤;⑥短期随访增大的动脉瘤。而对于不具有上述特征的动脉瘤而言,动脉瘤的大小被认为与破裂风险密切相关。国外研究认为,动脉瘤越大破裂风险越大,小动脉瘤(最大直径＜10 毫米),尤其是 3 毫米以下的微小动脉瘤瘤壁较厚,不易破裂出血。

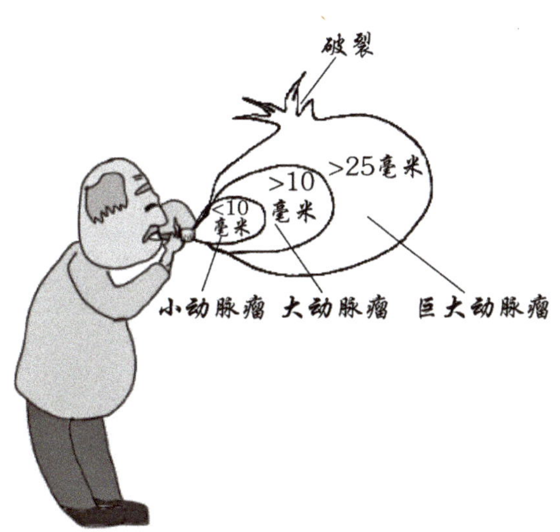

　　但国内很多临床中心的经验发现,小型动脉瘤占了所有破裂动脉瘤的大部分,即使微小动脉瘤,占所有破裂动脉瘤的比例也并不低。因此有人对破裂出血风险与动脉瘤大小的关系提出了质疑,认为动脉瘤的大小与破裂风险的关系可能会存在人种的差异。而基于临床观察的现实结果而言,尽管风险大小各不相同,但是任何动脉瘤都有发生破裂出血的风险。因此,即使选择保守治疗,也应该定期进行影像学随访,以及时发现动脉瘤的进展并进行治疗。

(段国礼　方亦斌)

7. 吃药能治好脑动脉瘤吗

　　出于对外科治疗的恐惧,许多动脉瘤患者希望接受药物治疗或保守治疗。非常遗憾的是,目前还无法通过药物治愈动脉瘤。但是药物治疗在动脉瘤的防治中确实有其重要作用。

对于未破裂脑动脉瘤而言，服用药物治疗基础疾病，控制形成动脉粥样硬化的危险因素，对于动脉瘤的防治有积极作用。而对于破裂脑动脉瘤，或者部分因为条件不允许、暂未接受手术的患者，药物治疗和内科处理同样是非常重要的。具体的治疗方案包括：①绝对卧床；②适当抬高床头，以利于降低颅压，并促使蛛网膜下腔积血向腰大池流动，降低血管痉挛的危险；③用药物软化大便，使患者排便通畅；④常规给予镇咳药物，避免患者因为咳嗽造成动脉瘤再出血；⑤保持呼吸道通畅，必要时吸氧；⑥给予镇痛剂止痛，抑制躁动；⑦控制血压，避免血压突然升高诱发动脉瘤破裂；⑧给予止血和解除血管痉挛的药物治疗。

这些积极的药物治疗和处理对降低早期再出血风险、防治并发症意义重大，但对于动脉瘤本身而言并无明确治疗作用。对于已经确诊的破裂脑动脉瘤患者，只有积极的外科及介入处理，使动脉瘤自血液循环中完全隔绝才是根本方法。

（段国礼　方亦斌）

8. 脑动脉瘤在破裂前有征兆吗

临床上，有一部分脑动脉瘤患者在发生动脉瘤破裂之前就会出现各种特定的临床症状，从而促使他们去医院就医并及时得到治疗。最常见的一种情况称为"动眼神经麻痹"，表现为不明原因的病变侧的眼睑下垂、视物模糊。在进行体格检查时可以发现病变侧的眼球活动障碍，以及瞳孔散大、对光反射消失。这是由于负责眼球活动的动眼神经受到了邻近的动脉瘤的压迫或少量渗血的刺激而引起的，往往提示这个动脉瘤即将破裂。

当然也有一些其他疾病可以引起类似的眼睑下垂的表现，但考虑到脑动脉瘤尤其是即将发生破裂的脑动脉瘤是非常危险的，所以，对于突发单侧动眼神经麻痹的患者，建议尽早接受脑血管检查，明确是否存在脑动脉瘤。

除了颅神经麻痹外，警示性头痛也是常见的先兆症状之一，常可由于脑动脉瘤的急性增大或动脉瘤的先兆破裂所致。这种头痛程度较剧烈，但不伴有其他蛛网膜下腔出血的临床表现，通常在 1 天内消失。对于这种头痛必须引起足够的重视，因为往往提示脑动脉瘤即将发生破裂。

事实上，由于脑组织本身并没有痛觉，因此，大部分的脑动脉瘤在形成、增大过程中都不会引起任何的症状，而等到发生破裂后可能导致病情的突然加重。因此对于医生建议接受治疗的未破裂动脉瘤，希望通过症状的观察来及时预判动脉瘤即将破裂是很困难的。如果确实对手术风险有顾虑而选择保守治疗,则应定期进行无创的 CT 血管造影(CTA)和磁共振血管造影(MRA)检查,如果动脉瘤持续增大,则需尽早进行治疗。

（段国礼　方亦斌）

9. 我突然头痛很厉害，会不会是脑动脉瘤破了

常见的突发剧烈头痛的原因包括：脑动脉瘤破裂前的警示性头痛,良性雷鸣样头痛或撞击样偏头痛,良性性高潮性头痛等。脑动脉瘤破裂前的警示性头痛是由于动脉瘤的快速增大或发生了局限于动脉瘤壁内的出血所导致,这种头痛通常突然发生,程度剧烈,一般不合并其他蛛网膜下腔出血的症状,头痛多在 1 天之内消失,这种症状的出现往往提示这个动脉瘤即将破裂。良性雷鸣样头痛或撞击样偏头痛,常在 1 分钟内达到最剧烈程度,约 50％患者伴随呕吐,头痛可反复发作,部分患者可伴一过性局灶性症状,有人认为这是血管性头痛的一种。这种头痛在临床表现上很难与蛛网膜下腔出血鉴别,需要进行辅助检查进一步排除出血。良性性高潮性头痛是一种剧烈的搏动性头痛,发生于性高潮之前或当时,神经系统检查多无异常,患者本人或家庭成员常有偏头痛病史,由于性高潮也是诱发蛛网膜下腔出血的原因之一,故需与之鉴别。

上述三种头痛单就症状而言与较少见的蛛网膜下腔出血性头痛很难鉴别,但是由于没有发生出血,通常不出现脑膜刺激症状,借此可作为重要的鉴别依据。如果出现突发剧烈头痛应及早到医院就诊,进行辅助检查,进一步明确是否存在脑动脉瘤破裂出血。

（段国礼　方亦斌）

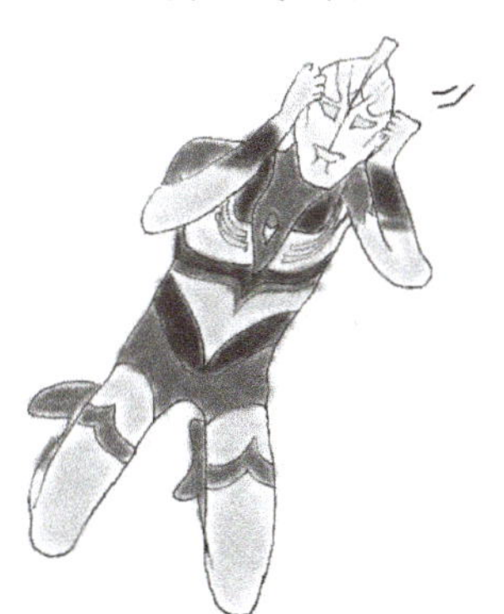

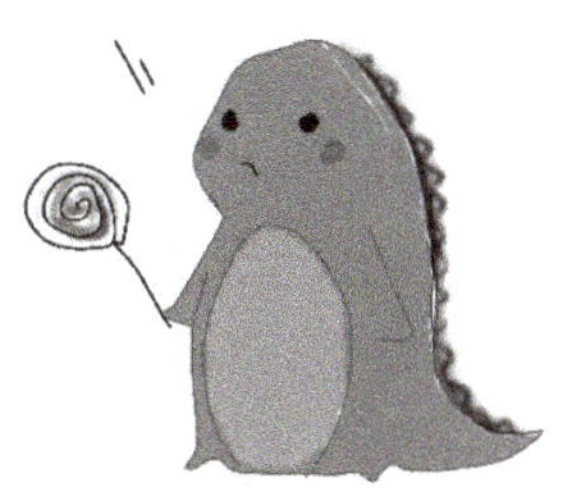

10. 脑动脉瘤破裂，人已经昏迷了，还有救吗

脑动脉瘤破裂出血后果严重，到医院时患者已经昏迷或者在准备手术的过程中出现昏迷的情况都不少见。对于这部分患者的治疗，目前在国内外仍存在争议。在以往以开颅手术夹闭动脉瘤为主要治疗方法时，考虑到这些重症动脉瘤患者往往合并严重的脑肿胀，增加手术的难度和风险；早期手术过程中动脉瘤再出血的风险也大大增加；而手术的创伤也可能对脑功能造成进一步的损害。因此，有学者认为应该在患者渡过急性期后再行手术治疗。

而随着血管内介入治疗的发展，介入治疗安全性提高，治疗过程给患者带来的损害也逐步降低，通过微创的介入治疗防止动脉瘤再出血，继而配合相对创伤较小的脑室外引流手术或去骨瓣减压手术控制脑肿胀，为这部分重症患者的救治带来了希望。

许多医疗中心的临床实践证实，早期积极救治确实可以挽救一部分重症患者的生命。总体来说，我们认为：尽管高级别动脉瘤接受手术治疗后死亡率和致残率仍非常高，但与保守治疗相比，总体死亡率和致残率明显降低，部分患者仍可从手术中获益。当然，对于合并危及生命的严重基础疾病及生命体征不稳定的患者，手术治疗应在上述疾病得到控制且生命体征维持稳定的前提下方可进行。

（段国礼　方亦斌）

11. 脑动脉瘤这么可怕，有办法治好吗

尽管脑动脉瘤很危险，但是如果及时接受有效的外科治疗，很有可能获得良好的结果。目前临床上治疗脑动脉瘤的方法包括开颅手术直接夹闭和血管内介入栓塞两大类。对于动脉瘤而言，血流对动脉瘤壁的冲击是造成其破裂和再出血的关键。因此，无论是外科开颅手术夹闭还是血管内介入栓塞治疗脑动脉瘤的目的都是一致的，就是将动脉瘤与血液循环相隔离，最终使动脉瘤腔内形成血栓，这样血流对动脉瘤壁的压力消失，从而避免了动脉瘤体破裂。

两种治疗方法各有利弊，外科手术夹闭具有创伤较大、需要开颅并且分离脑组织、患者恢复较慢等缺点，但较动脉瘤栓塞治疗复发率更低。而血管内治疗通过填入栓塞材料，使血流不能进入动脉瘤内；现在还有血管内支架、血流导向装置等各种新型装置，通过改变血流方向等多种机制达到治疗作用，使早期无法使

用栓塞的动脉瘤得到有效的治疗。

外科夹闭和血管内介入栓塞这两种方法对于动脉瘤治疗都非常重要，目前也都广泛应用于临床，但是到底哪种方法更好却一直有争议。目前国际和国内的临床指南和专家共识多认为，对于同时可以使用手术和介入治疗的动脉瘤，建议首选介入治疗。

（方亦斌）

12. 脑动脉瘤破裂出血后什么时候做手术最好

对于破裂的脑动脉瘤应该早期治疗还是晚期治疗，长期以来也有争议。早期治疗一般指出血发生后 48～96 小时内实施手术，而晚期手术则通常指出血发生后 10～14 天以上。尤其是针对开颅动脉瘤夹闭的手术时机的选择上，提倡早期手术的理由主要有：一旦早期手术成功，可以显著降低动脉瘤再出血的危险，因为再出血大多发生在蛛网膜下腔出血后的前几天；而在早期手术成功后，可以更加安全地使用腰穿释放血性脑脊液、增加血容量及提升血压来治疗脑血管痉挛及预防脑积水。而反对早期手术夹闭动脉瘤，支持晚期手术的理由包括：在动脉瘤破裂出血后即时发生严重的炎症反应和脑水肿，此时手术迫使对脑的牵拉加重，在牵拉过程中更加容易发生脑组织的挫伤碎裂；坚硬的血凝块会妨碍手术的暴露；早期手术的术中动脉瘤破裂风险更大；早期手术机械损伤血管的机会更多，增加迟发性脑血管痉挛的风险。由于血管内介入治疗技术不需要牵拉脑组织，是通过脑血管内部的自然通道到达治疗部位，因此回避了绝大部分早期手术夹闭的缺点。

尽管在动脉瘤破裂出血早期进行血管内治疗发生术中再出血的风险高于晚期手术，但考虑到早期手术一旦成功后将有效降低早期再出血的风险，因此对于破裂动脉瘤患者而言，总体死亡率大大降低，预后明显改善。因此，在患者一般情况允许、手术条件具备的情况下，通常建议早期实施手术。

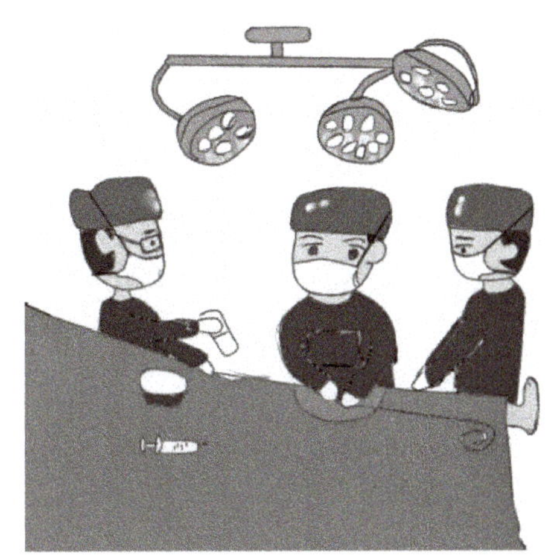

（方亦斌）

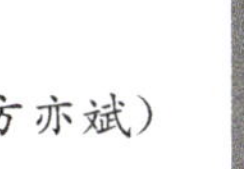

13. 脑子里有不止一个动脉瘤怎么办

　　颅内同时存在两个或两个以上的动脉瘤，被称为颅内多发动脉瘤。多发动脉瘤在动脉瘤患者中很常见，1/6～1/5 的动脉瘤患者可能有多发动脉瘤。多发动脉瘤的处理原则总体与单个动脉瘤的处理原则一致。如果患者出现了蛛网膜下腔出血并被查出有颅内多发动脉瘤，首要的问题是需要判断哪个动脉瘤更可能是造成这次出血的罪魁祸首。通常医生能够通过 CT 上出血的分布、动脉瘤的大小、形态等影像特征，来初步判断出血的责任病灶，并予以治疗，而未破裂的动脉瘤通常会等到患者从这次出血打击中恢复后再进行治疗。

　　当然，如果同时治疗合并的动脉瘤在技术上相对不困难，不显著增加手术的整体风险，也会有医生考虑同期进行治疗。但如果无法完全判断哪个是破裂动脉瘤，那就必须一次同时处理两个动脉瘤，防止再出血的风险。

　　对于体检发现的多发动脉瘤，在治疗中仍遵循未破裂动脉瘤的一般处理原则，但是许多研究发现合并多发动脉瘤时，动脉瘤的破裂风险更大。研究者也注意到，有些患者会合并很多个甚至几十个动脉瘤，这可能是患者合并有全身性的问题，处理上倾向于更保守的治疗方案，采取积极动态随访、针对性地处理有增大的动脉瘤的策略。

（方亦斌）

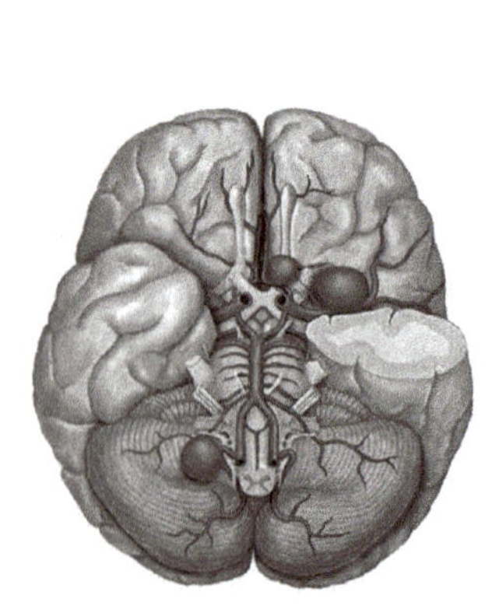

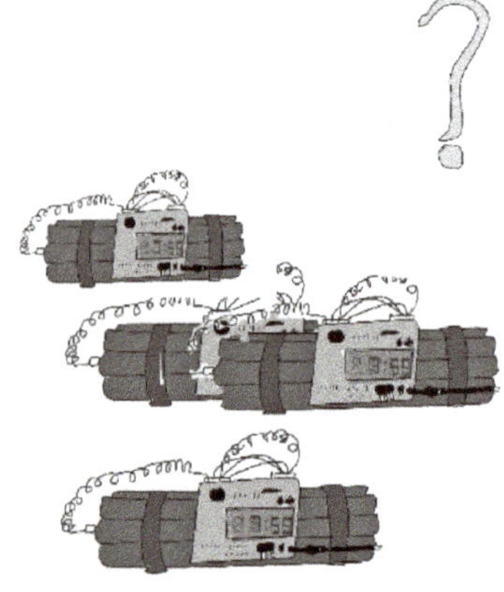

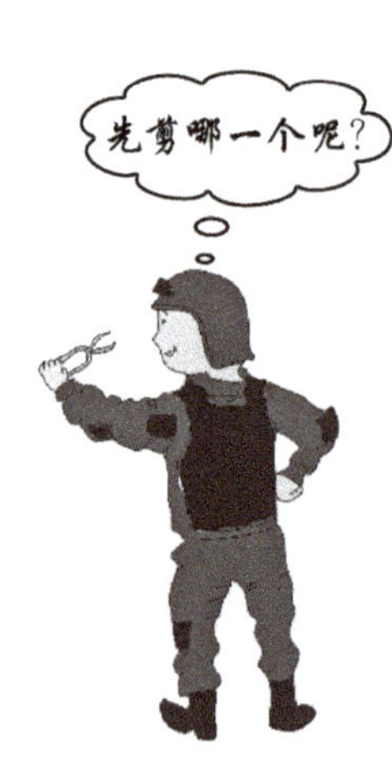

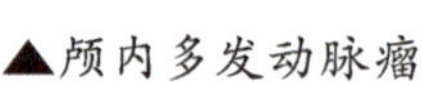

▲颅内多发动脉瘤

14. 破裂脑动脉瘤做完微创手术就安全了吗

脑动脉瘤破裂出血后最大的危险是发生再出血，所以建议尽早接受手术治疗。在通过开颅手术或血管内介入使动脉瘤得到及时治疗后，再出血的风险就大大降低了。当然，并不是绝对没有再出血的风险。尽管国内外研究显示手术后再出血风险相对较低，但是一旦发生，后果往往非常严重，因此仍需要引起重视。

除了再出血之外，由于已经发生的蛛网膜下腔出血对脑的损害，还可能引起其他严重并发症。近一半的蛛网膜下腔出血患者会在出血后短期内出现不同程度的脑血管痉挛，这是动脉瘤的出血风险被控制以后，导致患者残疾或死亡的首要因素。另一种常见并发症是脑积水，可能发生于 20％的患者。此外，在蛛网膜下腔出血发生后，绝大多数患者会出现一种以上内科并发症，40％的患者可能发生严重并发症。最常见的内科并发症包括肺水肿、心律失常和电解质紊乱。内科并发症的发生往往会延长患者的住院时间，甚至增加死亡的风险。

所以说，破裂动脉瘤的治疗是一项综合治疗，手术治疗尽管是其中最重要的环节，后续的药物治疗及动态观察同样非常重要。

（方亦斌）

15. 脑动脉瘤出血为什么还会引起脑梗死

脑动脉瘤出血后发生的脑梗死有多种原因，其中最常见的原因是一种被称为脑血管痉挛的临床综合征。脑血管痉挛引起脑组织的缺血，其造成的结果与脑血管狭窄是相似的，程度严重者就会发生脑梗死。脑血管痉挛的具体发生机制目前还不是很清楚，但一般认为与蛛网膜下腔内的血凝块关系密切。蛛网膜下腔出血后的 3～14 天是发生脑血管痉挛的高危时期。其临床表现的特点往往逐渐发展，呈进展性或波动性的。最常见的临床表现就是新发或逐渐加重的头痛，继而可出现昏睡甚至昏迷。另一方面，脑血管痉挛还可以使患者出现类似脑梗死后的各种神经功能定位体征，包括颅神经麻痹和各种局灶性运动感觉障碍。

患者对动脉瘤破裂后再出血危险的认识往往较深刻，而对脑血管痉挛的危险性了解不够。事实上，动脉瘤性蛛网膜下腔出血患者死亡和致残的最主要原因是脑血管痉挛，占总数的 1/3，而直接死于动脉瘤破裂者占 1/4，死于再出血者占 1/6。也就是说，由脑血管痉挛引起的致残和死亡甚至超过了动脉瘤破裂和再出血的直接效应,而成为影响动脉瘤破裂患者预后的最主要因素。

（方亦斌）

16. 脑动脉瘤出血后脑血管痉挛怎么治疗

由于脑血管痉挛是多因素所造成的,所以其治疗往往是一种个体化的综合治疗方案,采用单一的治疗手段难以有效。首先,从蛛网膜下腔出血后脑血管痉挛的发病机制看,蛛网膜下腔积血及其代谢产物可能是导致脑血管痉挛的根本原因,因此在通过介入治疗或手术夹闭动脉瘤消除再出血的危险后,采用腰穿或腰大池持续引流等有创操作清除蛛网膜下腔积血,是防治脑血管痉挛的一个重要手段。临床观察发现,在血压、血容量不足等情况下,脑血管痉挛的发生率有增加的倾向,因此通过输液扩充血容量及提高全身血压等手段被广泛应用于临床,称为"三高"治疗。同时一种叫做尼莫地平的药物已经被证实对防治脑血管痉挛有效,在蛛网膜下腔出血后治疗中发挥着积极作用。

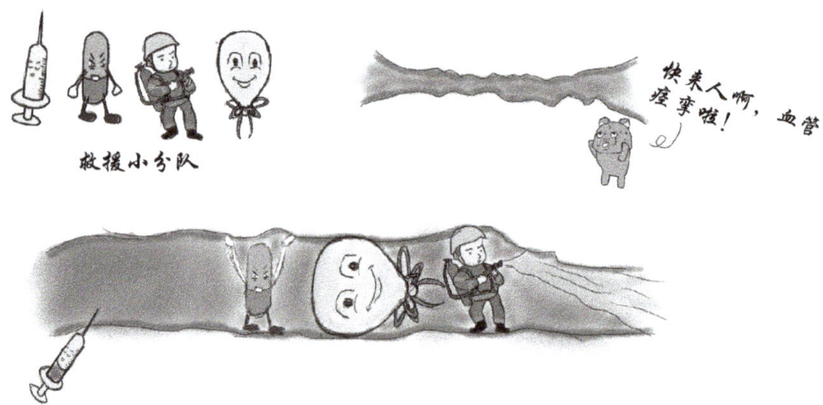

但许多患者在接受上述治疗的情况下仍发生严重的脑血管痉挛。此时,通过动脉内途径,将导管放置到脑供血动脉近端,通过导管向动脉内灌注血管扩张药物,药物起效迅速,许多患者的症状会即刻缓解,但其药效往往不能维持很长时间,症状容易反复。对于局部、严重的脑血管痉挛,采用球囊在痉挛部位进行扩张,可以使血管直径完全恢复到正常。

当然,上述这些治疗都伴随着相应的风险。总体来说,针对脑血管痉挛治疗的研究非常多,但临床救治效果仍有待进一步提高。

（方亦斌）

17. 脑动脉瘤破裂后发生脑积水怎么办

　　脑积水是脑动脉瘤破裂后的常见并发症。脑脊液的产生和吸收是人体维持颅内压力的重要手段，但当动脉瘤发生破裂形成蛛网膜下腔出血后，血流会对脑脊液循环造成阻碍，使脑室系统内积聚的脑脊液越来越多，便形成了脑积水。在出血急性期，血流可形成血块而堵塞脑脊液流动的通道，形成急性梗阻性脑积水，使患者病情突然加重，甚至部分患者因此而发生猝死。此时需要立即行临时性的脑脊液引流术，将一根导管插入脑室，将脑脊液引流出体外以维持正常的颅内压力，这种手术被称为"脑室外引流术"。而另一部分患者是在慢性期逐渐发生脑脊液循环障碍，脑室系统并没有明显阻塞却缓慢扩大，被称为"交通性脑积水"。患者最初表现为头痛、呕吐，随后可出现痴呆、行走不稳、小便失禁等症状。确诊交通性脑积水后需要实施永久性的脑脊液分流术，最常用的是脑室腹腔分流术。手术通过在脑室内放置导管，并在连接一个阀门后通过皮下隧道将导管置入腹腔，终身植入在体内。当脑内压力超过阀门压力时，脑脊液即推动打开阀门，通过导管由脑内引流至腹腔并最终被腹膜吸收。而由于单向阀门的存在，即使腹腔内压力升高也不会使液体逆行进入脑内。交通性脑积水通常进展缓慢，如果及时发现并积极手术，通常能获得良好的效果。

（方亦斌）

18. 脑动脉瘤做完手术了为什么还要复查

　　外科手术（无论是开颅手术还是介入手术）能够使大部分动脉瘤的出血风险得以有效控制，但是仍有早期和远期的再出血风险。其中远期的再出血往往与动脉瘤的复发有关，这是因为动脉瘤的形成、增大以及破裂的潜在因素并没有通过外科手术去除。目前可脱落弹簧圈治疗脑动脉瘤已经成为一些神经介入中心的首选治疗方案，其防止动脉瘤短期再出血的疗效已被公认，但中长期治疗效果仍不明确，动脉瘤不完全栓塞以及弹簧圈受搏动性血流冲击导致已闭塞的动脉瘤再通、复发，甚至再出血，仍然是最大难题。为明确动脉瘤栓塞后的再发和是否需要进一步治疗，需要栓塞后常规进行影像学的随访。随着介入器械和技术的不断发展，脑内专用的血管内支架应用于临床，动脉瘤的复发率已经显著降低，目前 80％～95％ 的动脉瘤经一次治疗可以达到完全闭塞。尤其是近年，越

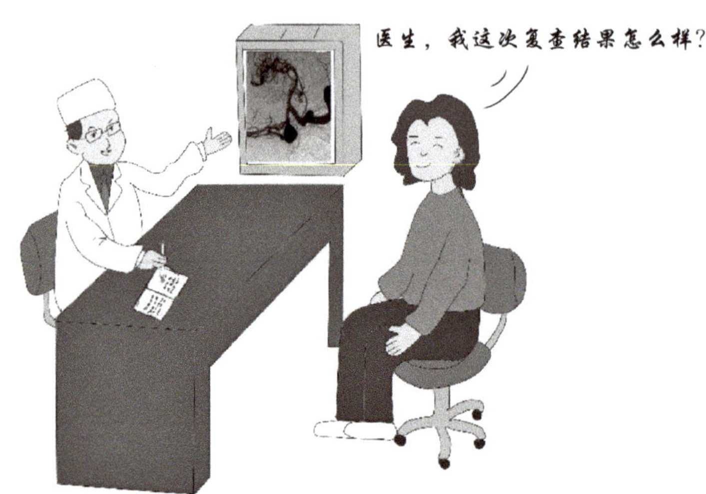

来越多被应用于临床的密网孔支架(学术上被称为血流导向装置)，能够进一步降低动脉瘤的复发率。

但即使如此，由于每个动脉瘤都有其特殊性，需要在术后进行复查后方能确认动脉瘤是否得到了完全的闭塞。而另一方面，放置支架的血管是否有发生狭窄等新问题也是需要复查时观察的重点。总体来说，术后复查是动脉瘤诊疗的一个重要部分，以及时发现问题并予以针对性的处理。

（方亦斌）

19. 脑动脉瘤术后用药有什么要注意的吗

脑动脉瘤手术后的药物治疗分几个方面，一是针对破裂动脉瘤的后续治疗，二是针对手术的后续药物治疗，三是针对基础疾病的药物治疗。

(1) 破裂动脉瘤患者在完成手术、病情稳定后仍需要部分药物治疗，其中最重要的是用于防治脑血管痉挛的药物尼莫地平。具体用药量和使用时间需要根据病情由专科医生作出具体调整，轻症患者通常服用至出血后三周即可。

(2) 根据手术方式不同，术后需要不同药物治疗。接受开颅动脉瘤夹闭术的患者在术后需要短时间服用预防癫痫的药物，而采用单纯弹簧圈治疗的患者术后一般不需要药物治疗。同时使用支架治疗的动脉瘤患者，在术后需要长期的抗血小板治疗。通常在术后 6 周内需要服用两种抗血小板药物，比如阿司匹林、硫酸氢氯吡格雷，6 周后停用一种抗血小板药物，另一种抗血小板药物则终身服用。由于阿司匹林抗血小板作用较确切，价格低廉，因此常被选择作为终身服用的药物。抗血小板药物的使用不能随意调整，如果漏服可能导致支架内血栓，引起脑梗死，而过量服药又会增加全身出血的风险。

（3）高血压、糖尿病等基础疾病与动脉瘤的形成、增大和破裂关系密切，积极药物治疗这些基础疾病对于动脉瘤的预防有积极意义。

特别提醒

动脉瘤术后的药物治疗需要作出个体化调整，尤其是抗血小板药物与手术方式及患者对药物的敏感程度关系密切，一定要听从医生的出院指导，必要时需在专科医生的指导下才能进行调整。

（方亦斌）

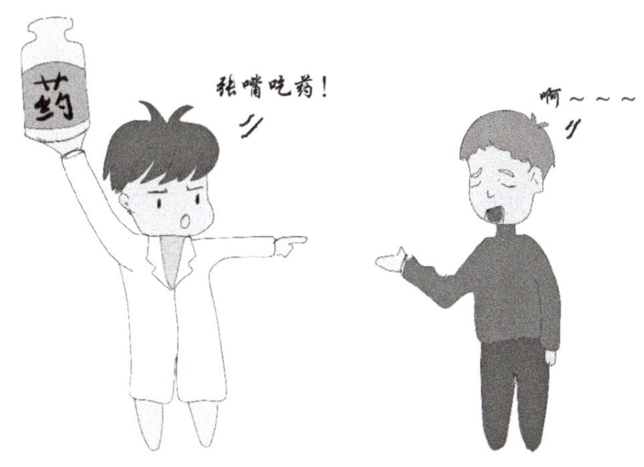

二、高血压性脑出血

20. 脑出血是什么原因引起的

脑出血,俗称脑溢血,指非外伤原因导致的脑组织内血管破裂引起的出血,可导致出血部位神经功能的损害,表现为意识障碍、肢体偏瘫、失语等。需要知道的是,脑出血常因用力、情绪激动等因素诱发,故大多在活动中突然发病。临床上大多数脑出血都起病急骤,进展也十分迅速,病情非常凶险,早期死亡率很高,为30%～40%,是目前中老年人主要的致死性疾病之一。幸存者多数留有不同程度的运动障碍、认知障碍、言语或吞咽障碍等后遗症。

目前已知导致脑出血的原因包括:高血压导致的脑内小动脉病变,比如微动脉瘤、小动脉壁的透明样变性、淀粉样变性等,其他还包括脑血管畸形、脑动脉瘤、颅内静脉血栓形成、动脉炎、烟雾病及脑肿瘤出血等,抗凝和溶栓治疗也可能导致脑出血。其中,高血压和它引起的脑内小动脉病变是最常见的原因,而脑出血也是中老年高血压患者常见的严重脑部并发症。高血压导致的脑出血叫高血压性脑出血,是最常见的脑出血类型,也是神经外科急诊的常见病。

(赵　瑞)

—— 专家简介 ——

赵　瑞

赵瑞,海军军医大学附属长海医院脑血管病中心、神经外科副主任医师,副教授。擅长脑血管病的外科及微创介入诊疗,完成大量复杂脑动脉瘤、脑血管畸形和脑血管闭塞疾病的外科及介入治疗。现任中国卒中学会脑静脉病变分会委员、上海市医学会脑卒中专科分会委员等。

21. 什么是高血压性脑出血

高血压性脑出血是指由于高血压导致的脑实质内血管破裂引起的出血。它是临床上最常见的脑出血类型,也是高血压病严重的并发症之一。以中老年人多见,发病年龄多在50岁以上,男性多于女性,冬春季易发。近年来高血压发病越来越年轻化,在高血压性脑出血的患者中年轻患者也有增加的趋势。

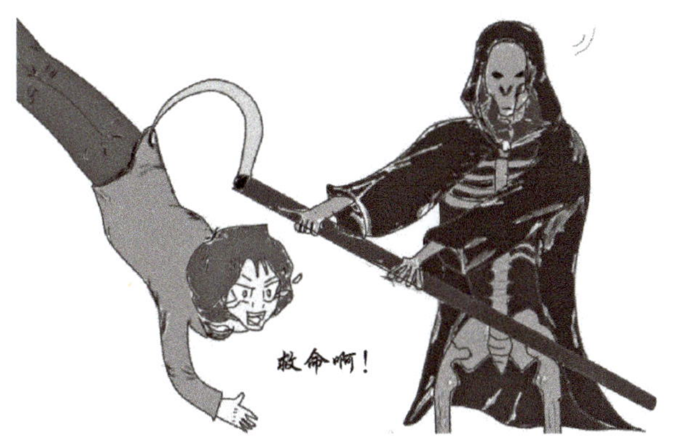

　　高血压是如何导致脑出血的呢？这要从高血压引起的脑内小动脉病变说起。高血压病可导致脑底的小动脉发生病理性变化，突出的表现是在这些小动脉的管壁上发生玻璃样或纤维样变性和局灶性出血、缺血和坏死，削弱了血管壁的强度，出现局限性的扩张，并形成微小动脉瘤。因情绪激动、过度脑力与体力劳动或其他因素引起血压剧烈升高，导致已病变的脑血管破裂出血所致。另外，高血压还可引起脑小动脉痉挛，导致远端脑组织缺血、缺氧、坏死，造成出血。

　　高血压性脑出血发病多比较急骤，可以表现为突然发生的剧烈头痛、呕吐、偏瘫、言语不清、昏迷、大小便失禁等，有些人还会出现抽搐。往往在数分钟或数小时内病情发展到高峰，如果出血不能够及时控制，死亡率极高。出血多位于大脑，且以基底节区为多，少部分位于小脑和脑干。多数患者发病前可能有一定的诱因，比如情绪激动、精神紧张、剧烈运动、咳嗽、排便等，有些人还会在发病前数小时或数天内出现一些前驱症状，如头痛、头晕、呕吐、疲劳、视力模糊、精神障碍、性格改变、嗜睡等。

（赵　瑞）

22. 高血压性脑出血能预防吗

　　有些高血压患者可能每天都很忧虑，担心自己会发生脑出血。需要指出的是，高血压性脑出血很大程度上是可以预防的，有高血压的人不一定会发生脑出血，只有长期高血压或血压控制不稳定，导致小血管病变，在一定情况下才会发生破裂出血。所以，有明确高血压的情况下，一定要正规治疗，有效控制血压，避免出现严重的后果。

高血压治疗的主要目标是血压达标,降压治疗的最终目的是最大限度地减少高血压患者心、脑血管病的发生率和死亡率。不同患者的降压目标不同,一般降压目标为 140/90 毫米汞柱以下,对合并糖尿病或肾病等高危患者,应酌情降至更低。对所有患者,不管其他时段的血压是否高于正常值,均应注意清晨血压的监测,有研究显示半数以上诊室血压达标的患者,其清晨血压并未达标。

高血压性脑出血很大程度上是可以预防的,因为导致脑血管病变的主要危险因素包括"三高"(高血压、糖尿病、血脂异常)、吸烟、酗酒、服用抗凝药物等,多数可以通过药物,甚至仅改变一些不良的饮食生活习惯就可以避免。

在饮食及生活习惯上要注意:①戒烟控酒,不提倡通过少量饮酒来预防脑血管病,如饮酒一定要适度。②减少脂类摄入,限制食盐摄入,少吃糖类和甜食。③保持适当的体力活动,保持理想体重。④保持乐观心态和提高调节情绪的能力。

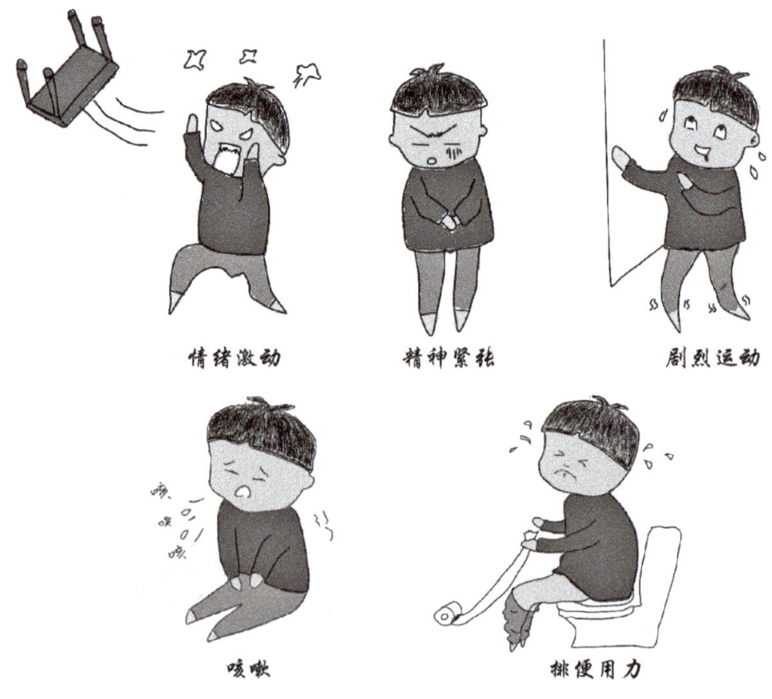

▲高血压性脑出血诱因

定期检测血压、血糖,如果有明确的高血压和糖尿病,一定要就诊、正规治疗。千万不要感觉好了、血压不高了就停止用药,调整药物一定要根据医生建议。

(赵　瑞)

23. 出现什么情况要怀疑脑出血

　　前面提过，高血压性脑出血发病多比较急骤，可以表现为突然发生的剧烈头痛、呕吐、偏瘫、偏身感觉麻木、言语不清、昏迷、大小便失禁等，有些人还会出现抽搐。或者有些人在睡眠中发病，出现异常呼吸、呕吐、打鼾，都应高度怀疑发生脑出血。应立即就医或拨打"120"急救电话。

　　临床上怀疑高血压性脑出血时最常用的检查手段是头颅CT，可明确出血部位、出血量及出血周围脑组织水肿情况。医生还会根据病情判断是出血还是梗死，及时安排相应检查、检验。有时为明确病因诊断，排除其他血管疾病，还可以查头颅磁共振、头颅CT血管造影或磁共振血管造影。

（赵　瑞）

24. 高血压性脑出血一定要手术吗

　　高血压性脑出血不一定都需要手术，对高血压性脑出血的治疗可分为外科治疗和内科治疗两种。若出血量少、血肿占位效应轻或无、无或仅有轻度意识障碍以及患者一般情况良好、神经功能障碍较轻者，就可以行内科治疗。反之，出血量多、血肿占位效应明显、有意识障碍或内科治疗病情无好转者，就应该积极施行手术治疗。而病情进展迅速、深昏迷，伴有双侧瞳孔散大的患者，即使接受手术也无太大帮助。

　　高血压性脑出血的手术指征由专科医生掌握。对于手术时机，目前没有定论，具备手术指征的尽早手术，可能会减少继发性的脑损害；病情进展、有瞳孔散大的，需要急诊手术挽救生命；病情稳定者，也可以选择在出血稳定后手术，此时手术死亡率低，且可以选择微创的手术方式。

　　大部分情况下手术是为了挽救生命，有时是为了减轻血肿继发损害，降低残疾程度。尤其在血肿增加、病情进展、脑疝早期时，急诊手术可以控制病情发展，挽救患者生命。手术的好处是可以清除血肿，减轻血肿对正常脑组织的压迫损害；并阻断血肿增加的进程，避免病情恶化。当然，传统的外科血肿清除手术因要开颅，也会增加对患者的损伤，以及出血、感染等危险；要切开大脑皮层，带来直接神经损害。针对传统外科手术的上述弊端，已陆续开发出一些更加微创的新手术方式。

（赵　瑞）

25. 高血压性脑出血能微创治疗吗

一位朋友问笔者："我看到某某因脑出血做了'开刀'手术，半边脑壳被拿掉，凹下去一大块，非常恐怖。是不是治脑出血都要去脑壳？有没有微创的手术治疗方法？"

其实目前高血压性脑出血，特别是基底节区脑出血的外科手术方法有多种选择。临床上常用的手术方式主要有：标准开颅血肿清除术、小骨窗开颅血肿清除术、CT 导引定向颅骨钻孔引流尿激酶溶解术、(CT、MRI)立体定向血肿抽吸引流术、神经内镜下脑内血肿清除术、神经导航辅助微创手术等。除了第一个之外，其他手术方式都是微创的。但是对于术前已经发生脑疝的患者，只适合采用标准开颅血肿清除术加上去骨瓣减压术这种保命的手术方式。其他微创的手术方式适合病情没有快速进展，未发生脑疝的患者。具体采用哪种手术方法，医生会根据出血量、出血部位、意识障碍程度，以及患者年龄、身体状况等综合判断，加以选择。

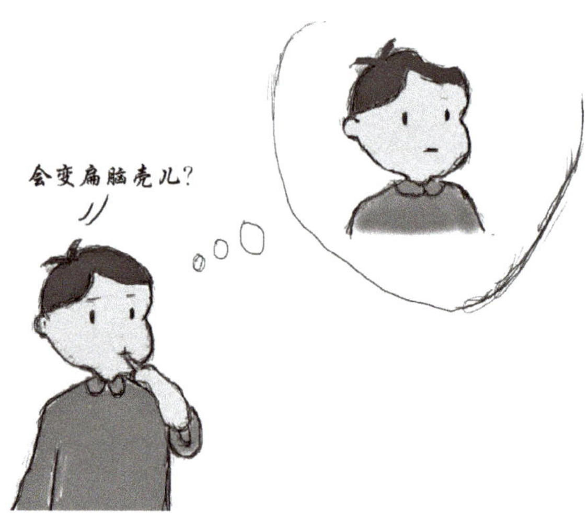

值得一提的是，近年来将立体定向技术、神经内镜技术以及神经导航等应用于治疗高血压性脑出血，由此成功避免了开颅手术创伤大、手术时间长、出血多等弊端，并取得了较好的疗效。特别是将神经内镜与锁孔手术结合治疗高血压性脑出血，更是逐渐被广泛应用，损伤更小，更易于控制深部出血和保护血管壁，能达到对侧壁出血妥善止血的目的。

（赵　瑞）

26.　高血压性脑出血后怎样才能恢复得更好

高血压性脑出血一旦发生，致死率、致残率很高。同时脑出血患者可能会出现消化道出血、肺部感染、急性肺水肿等严重并发症，往往会加重病情甚至导致死亡。所以对于高血压患者来说，脑出血重在预防。

临床研究发现，以下因素影响高血压性脑出血患者的预后：①血肿体积。血肿体积大小直接影响预后，血肿越大，病死率越高。②出血部位。丘脑出血术后的植物生存率和死亡率比较高，皮质下出血术后的植物生存率和死亡率相对较低。③体温。脑室出血或严重的脑出血引起 24 小时内出现高热，抢救成功率较低。亚低温能降低脑组织的耗氧量，维持正常细胞脑血流和细胞能量代谢，减轻乳酸堆积和降低颅内压力。④高血糖。脑出血后血糖增高可加重神经功能缺损。⑤高血压。脑出血急性期，血压越高，病死率也越高。⑥早期康复活动。及时有效的康复治疗可改善脑出血患者的预后。

在积极治疗脑出血及并发症的同时，有条件的医院可以适时开始康复治疗，以期获得更好的功能恢复。在急性期，对于昏迷患者可以进行促醒和残疾的二级预防，主要手段包括被动和主动的刺激，如针灸、按摩，低、中频电刺激，本体感觉刺激。对于清醒的患者，可以进行早期的床上、床边、站立位、步行的康复训练。专业的康复医师会针对不同病情制定不同的康复计划，最大限度地提高患者认知、语言功能、情感-心理-精神功能、吞咽功能、二便功能等。

脑出血发病的头一个月是很关键的，关系到患者康复的程度，所以头一个月的康复治疗、药物治疗一定不能放弃。发病后的 3～6 个月都是康复的最佳时期，一旦错过这两个时间点，康复效果将大打折扣。

（赵　瑞）

27.　脑出血后降压药怎么吃

在高血压急性期，血压调控很重要，脑出血患者血压的控制并无一定的标准，视患者年龄、既往高血压、有无颅内压增高、出血原因、发病时间等情况而定，目的在于保证合适的脑灌注。

国内有指南提出可遵循下列原则：不要急于降血压，应先降颅内压后，再根据血压情况决定是否进行降血压治疗。血压≥200/110 毫米汞柱时，降颅压的同时慎重平稳降血压治疗,使血压维持在略高于发病前水平或 180/105 毫米汞柱左右。收缩压在 170～200 毫米汞柱或舒张压 100～110 毫米汞柱,暂时可不必使用降压药,先降颅压,必要时再用降压药。收缩压＜165 毫米汞柱或舒张压＜95毫米汞柱,不需降血压治疗。对于经连续监测提示颅内压升高的患者,其目标血压应适当提高,以保证足够的脑灌注。血压过低者应升压治疗,以维持脑灌注压。

在急性期降压药物使用上,多推荐起效快、半衰期短的静脉制剂,谨慎使用口服、舌下含化和静脉输入钙通道阻滞剂。急性期过后,合并高血压的患者,应根据具体情况,除改变饮食生活习惯外,可参照《中国高血压防治指南》给予个体化治疗,并应定期监测血压,及时调整药物治疗。建议普通高血压患者的血压(收缩压/舒张压)应严格控制在 140/90 毫米汞柱以下;糖尿病和肾病患者的血压则应降至 130/80 毫米汞柱以下;老年人收缩压降至 150 毫米汞柱以下,如能耐受,还可以进一步降低。

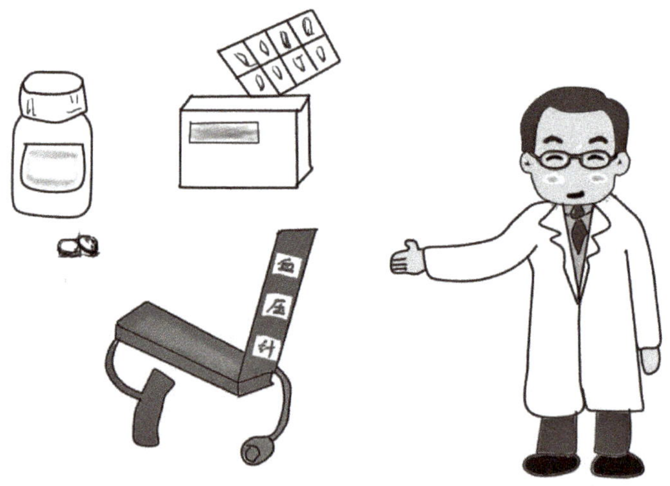

改善生活方式在任何时候对任何患者(包括血压为正常高值和需要药物治疗的患者)都是一种合理的治疗,其目的是降低血压、控制其他危险因素和并存的临床情况。改善生活方式对降低血压和心血管病风险的作用已得到广泛认可,所有患者都应采用。这些措施包括:戒烟、减轻体重、减少过多的酒精摄入、适量运动、减少盐的摄入量、多吃水果和蔬菜、减少食物中饱和脂肪酸的含量和脂肪总量、减轻精神压力、保持心理平衡等。

(赵　瑞)

三、脑动静脉畸形

28. 什么是脑动静脉畸形

　　脑动静脉畸形(AVM)是一类先天性中枢神经系统血管发育异常的脑血管病。目前一般认为是在胚胎发育三、四周时,脑血管发育过程受到阻碍,动静脉之间产生直接交通而形成的。脑动静脉畸形为常见的脑血管病,可以发生在颅内的任何部位,发病年龄高峰为 20～39 岁,平均年龄为 25 岁。

　　在脑动静脉畸形时,动静脉之间没有正常的微血管和毛细血管网,取而代之的是一团管径粗细不均、管壁厚薄不匀的异常血管团。由于没有微血管和毛细血管床,压力高的动脉血直接灌流至静脉。由于动脉压很高,又缺乏微血管限制血流,大量高压力的血流直接经薄壁的畸形团汇入静脉,畸形团或静脉可能因此而破裂出血;另一方面,由于畸形团的血管阻力很小,大量的血液直接经畸形团流到静脉中,而不是流到周边血管阻力较大的脑组织,这样周边脑组织得不到足够的血液供应,发生"盗血"现象,影响周边脑组织的功能,从而发生一系列临床症状。脑出血是该病最常见的合并症,其余患者表现为部分性或全面性癫痫发作、头痛、局灶性神经功能缺失或无症状。

　　一般认为该病为先天性的,大多为零散发病。散发的脑动静脉畸形多不具有明显的遗传性,但有些家族性遗传病患者更容易发生脑动静脉畸形,比如遗传性出血性毛细血管扩张症。

(李嘉楠　李　强　许　奕)

—— 专家简介 ——

李　强

　　李强,海军军医大学附属长海医院神经外科副主任医师,副教授。国家卫生计生委脑卒中专家委员会缺血性卒中外科专业委员会常委,中国老年医学学会脑血管病分会青年委员。擅长颅内动脉瘤、脑和脊髓血管畸形、烟雾病、脑供血动脉狭窄和急性脑梗死等血管病的介入和显微外科治疗。

29. 得了脑动静脉畸形有什么危险

　　脑动静脉畸形主要的临床表现有出血、癫痫、头痛、进行性加重的肢体功能障碍等。

　　颅内出血是最常见的临床表现，也是脑动静脉畸形患者面临的最大危险，半数以上在 16～35 岁发病，一旦出血，死亡率为 10％，引起残疾的可能性在 30％～50％。即使是由于常规体检偶然发现的无症状的脑动静脉畸形，患者也一生都有出血的倾向，每年发生脑出血的风险为 2％～4％。

　　癫痫可在颅内出血时发生，也可单独出现，占全部患者的 15％～47％。单独出现的癫痫的发生原因是由于"盗血"使周边脑组织局部缺血，发生胶样改变而形成癫痫灶；另外，位于颞叶的动静脉畸形还具有"点火"作用，也会造成癫痫发作。

　　头痛症状多数是颅内出血的直接表现。当然，也有 43％的患者在出血前即有持续性的或反复发作性的头痛，主要由于颅内血管扩张或者颅内压力增高导致的。

　　如果脑动静脉畸形发生在掌管手、脚活动的脑组织周围，在畸形发生出血的情况下，就会影响脑组织对于肢体的控制，造成偏瘫等功能障碍；即使没有出血，血流的不断冲击造成畸形团或静脉结构的变化，亦可能压迫周边有功能的脑组织或者由于"盗血"影响周围脑组织功能。此外，还有一些患者可能发生与畸形血管部位、脑血液循环障碍等相关的症状，如智力、情感、语言障碍等。

　　在婴儿及儿童中，因颅内血循环路径短，可出现心力衰竭，特别是累及大脑大静脉者，心衰甚至可能是唯一的临床表现。

（李嘉楠　李　强　许　奕）

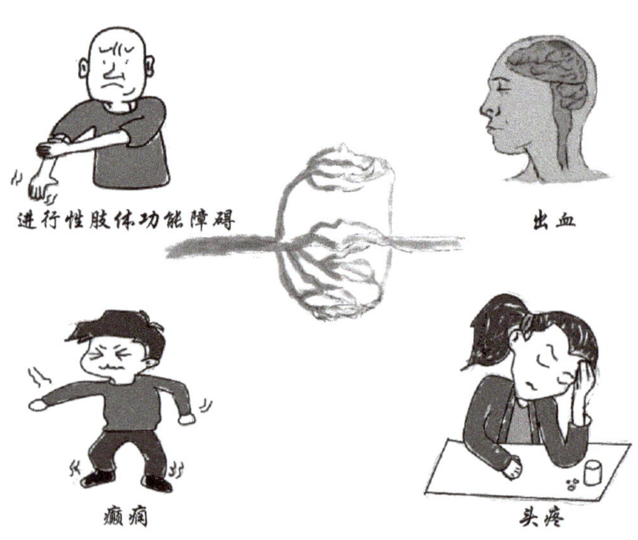

▲脑动静脉畸形的临床表现

30. 脑动静脉畸形出血的危险因素有哪些

出血是脑动静脉畸形最为危险的合并症，是比较常见的临床表现，脑动静脉畸形患者自发性脑出血的年平均发生率为 2%～4%，出血可表现为蛛网膜下腔出血、脑室出血或硬膜下出血。

破裂出血的危险因素包括：①年龄，随着年龄增大，因高血压及脑血管动脉粥样硬化变性，增加脑动静脉畸形出血风险；②种族，白种人以出血起病的概率高于其他种族；③病灶的体积，小的脑动静脉畸形更易以出血为首发症状；④部位，脑深部的脑动静脉畸形更易出血，脑室旁脑动静脉畸形出血率达 100%；⑤合并畸形团内动脉瘤；⑥合并动静脉瘘；⑦静脉流出道狭窄；⑧既往出血史。

除了症状性出血外，还包括无症状出血，即仅在磁共振及病理检查中提示病灶周围微出血的情况，一方面预示患者存在容易出血的危险结构，另一方面，血液内的分解产物以及随之出现的巨噬细胞浸润等可能使血管壁进一步受损破坏，而使出血风险增加。

（李嘉楠　李　强　许　奕）

● 脑动静脉畸形（AVM）出血危险因素

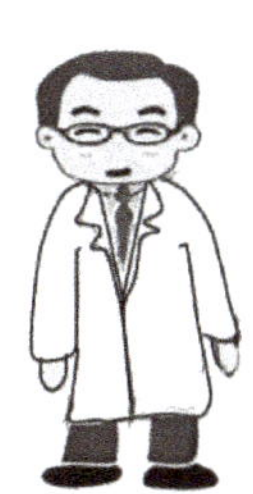

年龄	随着年龄增大，AVM 出血风险增加
种族	白种人以出血起病的概率高于其他种族
病灶体积	小的 AVM 更容易以出血为首发症状
部位	深部 AVM 更易表现为出血
合并动脉瘤	是血管脆性增加和出血发生的危险因素
合并动静脉瘘	出现"盗血"现象，长期缺血，管壁结构改变
静脉流出道狭窄	静脉通道压力增大，增加出血风险
既往出血史	症状性出血、无症状性出血

31. 脑动静脉畸形一定要治疗吗

毋庸置疑，出血性脑动静脉畸形应积极治疗，但对未出血的脑动静脉畸形是否应积极治疗还存在一定争议。未破裂脑动静脉畸形虽然破裂风险较低，但是终身都有出血的风险，积极的治疗干预首要目标就是防止出血，其次为防治癫痫

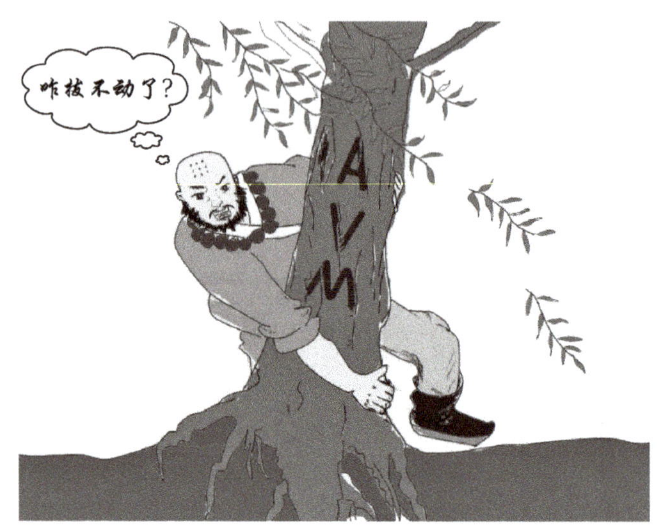

和神经功能缺损。

目前认为，当脑动静脉畸形有以下情况时，应积极行侵袭性治疗：脑出血病史；癫痫发作频繁，药物治疗效果不佳；有进行性神经功能缺损；合并颅内血肿或颅内高压的情况。而对于无症状的患者，可以行保守治疗，并进行定期随访，尤其对于以下患者，建议保守治疗：脑深部、内囊、基底节、脑干等处的动静脉畸形；广泛性或多发性动静脉畸形；60 岁以上老年，伴有心、肾、呼吸系统严重疾病者。

对于未破裂脑动静脉畸形，患者若无明显禁忌证，建议都要行数字减影血管造影术（DSA 检查）。这样不仅可以明确诊断，而且可以帮助临床医生确切了解脑动静脉畸形病灶的血管构筑学特征及血流动力学特点，通过评估不同患者的出血风险及预后，选择最佳的治疗方案，减少疾病的危害。

（李嘉楠　李　强　许　奕）

32. 脑动静脉畸形怎么治疗

目前，脑动静脉畸形的侵袭性治疗方法，包括显微外科手术切除、血管内介入栓塞、立体定向放射外科治疗及上述方法的联合应用。

显微外科手术是治疗脑动静脉畸形的传统方法，几乎可以立即消除出血的危险，可以改善癫痫的控制。适用于：①血管畸形病灶不是特别大，位于脑的表浅部位；②畸形团出血后形成血肿，需要开颅清除血肿，并切除畸形团；③癫痫发作频繁的情况。但是，对于大多数脑动静脉畸形，手术切除都将面临比较大的手术风险。一般认为，分级 1～2 级的患者手术切除的风险较小，主要是神经功能障碍的风险较小；3～4 级的患者单纯手术切除的风险则明显增加；5 级的患者一般不推荐直接行开颅手术切除。

介入栓塞治疗是近年来发展最快的治疗方法，适用于：病灶广泛而不能开颅切除；病灶位于重要功能区，开颅手术会产生严重的并发症和后遗症；血管畸形为高流量，开颅切除出血较多的情况。但是，仅 5% 的患者可以通过血管内治疗完全治愈脑动静脉畸形，大多数脑动静脉畸形单纯通过该方法无法彻底闭塞，通常需要结合放射治疗，少数患者需要结合手术切除以完全治愈。另外，对于大型的脑动静脉畸形，为了减少手术风险，通常需要分次治疗。

立体定向放射外科治疗在近年来也有较大的进展，其通过磁共振或者 CT 定位畸形团的位置，将 X 线、γ 射线等放射线聚焦到病变区域。该方法适用于小型未出血血管畸形，一般要直径小于 3 厘米；畸形团位于脑深部，开颅难以到达的情况。此外，该方法也可以作为手术和介入栓塞后的辅助治疗。但是，该方法需要 1～3 年的时间起效，在此期间仍有出血风险。

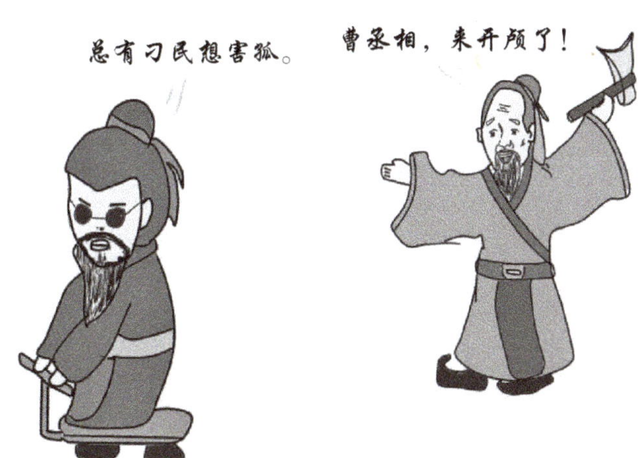

目前，不同临床中心可能根据脑动静脉畸形分型、自身优势以及患者意愿，优先选择手术切除或介入栓塞，并辅以立体定向放射外科治疗来综合治疗脑动静脉畸形。对于大多数脑动静脉畸形，创伤较小的介入栓塞治疗结合立体定向放射外科治疗已经成为趋势。

（李嘉楠　李　强　许　奕）

33. 脑动静脉畸形介入栓塞治疗有哪些风险

由于血管畸形结构的复杂性、脑血管的特殊功能性、脑血流改变的不可预知性以及栓塞材料的不可控性，栓塞治疗存在一定的风险。血管内治疗脑动静脉畸形的并发症率一般为 5％～10％，出血发生率为 2％～5％，新发神经功能缺损率为 10％～14％，永久性神经功能缺损率为 2％～5％，新发癫痫的发生率为 3％，死亡率约为 1％。

引起上述并发症的主要原因有三点。

（1）脑出血：原因可能为由于在瞬间将动静脉短路堵塞，原本被病变盗去的血液迅速回流向正常脑血管。因正常脑血管长期处于低血流状态，其自动调节功能失调，不能适应颅内血流量的突然增加，因而导致严重的脑水肿、脑肿胀甚至发生不可控制的颅内出血。

（2）脑栓塞：多为栓塞材料造成的正常脑供血动脉、引流静脉或者静脉窦栓塞。原因可能为脑动静脉畸形的供血方式不是终末供血，而是过路分支供血，栓塞时无法避开供应正常脑组织的分支。常会导致偏瘫、死亡等严重的后果，其发生与栓塞部位和面积有关。

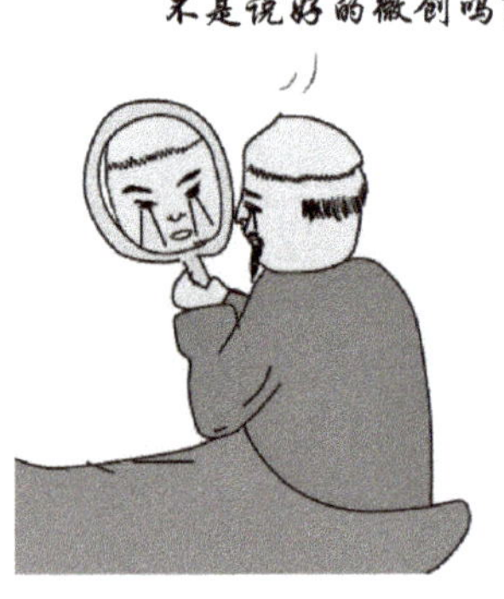

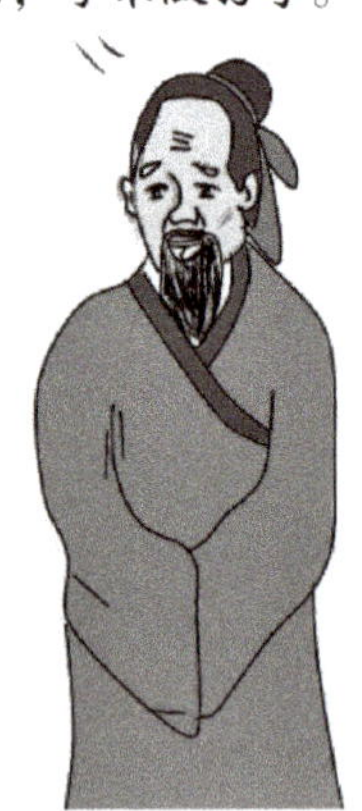

（3）留管：原因多为栓塞剂粘住导管或脑血管痉挛致导管不能拔出。这时如果贸然拔管，极有可能过度牵拉畸形团内的胶，导致畸形团周边的小血管撕裂，发生出血。在反复尝试以后，医生可能会将微导管留在体内。

（李嘉楠　李　强　许　奕）

34.　脑动静脉畸形为什么要分几次治疗

对于体积大、流量大的脑动静脉畸形，一般会采取分次栓塞的方法进行治疗，主要是为了减少手术并发症。其中最主要的是防止"正常灌注压突破"，即栓塞术后病灶周围脑血管因不能承受血流的改变而导致的出血。

当脑动静脉畸形被栓塞后，大量血液转流，注入原来长期处于低灌注的盗血区（畸形团周边的脑组织得不到足够的血液供应），使其突然转为正常压灌注。这些长期处于极限扩张状态的小动脉已丧失正常的自动调节功能，对这种急剧的血流动力学改变不能适应，不能正常收缩以减少毛细血管床内的血流量和血流压力，引起血管充血、扩张、外渗，甚至破裂出血。

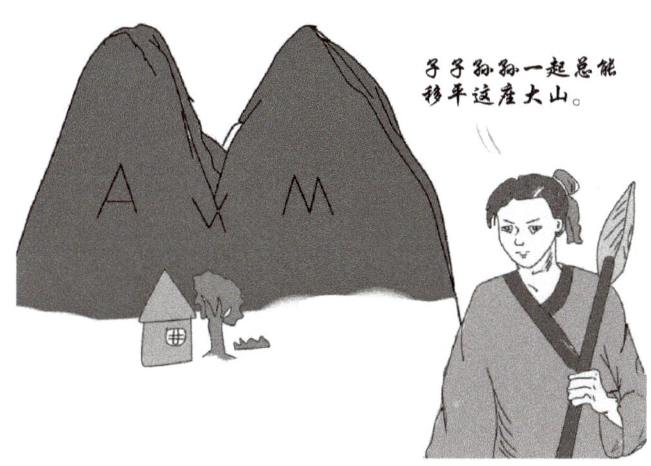

对于体积较大的畸形团，或者流量较大的畸形团，如果一次栓塞的体积太大，血流改变较大，就有可能突然较大程度地增加周边脑组织内血流，而造成破裂，导致周边正常脑组织内出血，严重时可以危及生命。因此，对于体积较大（直径超过 6 厘米的脑动静脉畸形）、流量较大的畸形团，医生通常会选择分次治疗，以尽量减小栓塞引起的血流改变对于周边脑组织的影响，尽可能减少因栓塞引起的正常脑组织出血的风险。根据情况，每次栓塞之间的间隔一般在两周以上。首先处理高危出血因素，如血流相关性动脉瘤、畸形团内动脉瘤、静脉端的狭窄和瘤样扩张等，一般每次栓塞不超过畸形团体积的 50％。

（李嘉楠　李　强　许　奕）

35. 伽马刀能治好脑动静脉畸形吗

伽马刀是一种立体定向放射外科治疗手段,它是利用 CT 或磁共振对脑内的病变组织进行定位,结合当代先进的立体定向技术和计算机系统,将 1 次大剂量的电离射线——γ 射线——从多方向、多角度精确地聚集于病变组织上,引起放射生物学反应,而周边正常的脑组织所接受的放射线剂量极小,造成的损伤亦极小。由于这些技术精确性很高,就像手术刀一样能够只针对病变组织进行治疗,而保留正常脑组织,因此被形象地称为"伽马刀"。伽马刀治疗脑动静脉畸形的机制是,通过电离射线的作用使异常的血管壁发生炎症反应而增厚,使血管腔阻塞和血栓形成,最后达到异常血管闭塞而治愈的目的。

与传统的开颅手术治疗比较,伽马刀是一种无创伤性的治疗手段。对于一些手术危险性较大的部位,如脑干、脑室内的血管病变比手术安全;治疗时间很短,患者不需要住院即可完成治疗。与常规放射治疗比较,其优点在于精确度极高,通过准确的计算,能够将误差控制在小于 1 毫米,对病变部位的单次照射剂量很高,而在靶点边缘射线剂量陡降,对周围脑组织的损伤小。

尽管伽马刀具有较为安全、无创的特点,但目前并不能完全取代手术或血管内治疗。在所有的脑动静脉畸形中,病变的大小适合放射外科治疗的不足 25%,另外,放射外科治疗使血管病变完全闭塞的过程可达 2~3 年,在此期间仍有 10% 左右的出血可能性。

脑动静脉畸形立体定向放射外科治疗的适应证主要有:①年老体弱合并有严重的心、肺、肝、肾等重要脏器疾病,凝血机制障碍,患者不能耐受全麻手术;②脑血管畸形直径小于 3 厘米;③重要功能区不宜手术,如丘脑、基底节、边缘系统和脑干的脑动静脉畸形,或位于脑深部、难以手术的小型脑动静脉畸形。

目前随着介入栓塞技术的不断提高,很多功能区或深部的小型脑动静脉畸形也可以获得很好的疗效。因此,只有介入或开颅手术难度极大、风险较高的脑动静脉畸形才首选立体定向放射外科治疗,而更多的是将其作为介入栓塞治疗的补充手段。

(李嘉楠　李　强　许　奕)

36. 脑动静脉畸形治疗后癫痫会好转吗

癫痫发作是脑动静脉畸形(AVM)的主要临床表现之一。近 20 年来,由于介入和显微手术技术的发展，脑动静脉畸形的治疗取得了长足的进步，对于以癫痫为表现的患者术后癫痫的控制也取得了满意的疗效，但各种治疗方法对于癫痫的控制情况有所差异。

脑动静脉畸形的癫痫症状可在颅内出血时发生，也可单独出现。伴有脑出血的癫痫与血液的刺激有关，绝大部分患者不会有持续的癫痫发作；部分反复癫痫发作的患者，在抗癫痫药物治疗的情况下，待血肿吸收后，大部分患者可以停药而不发癫痫；仅少部分患者，可能由于血肿机化、胶质增生等因素在周围形成致痫灶。单独出现的癫痫的发生原因是由于"盗血"使周边脑组织局部缺血，发生胶样改变而形成癫痫灶；另外，位于颞叶的动静脉畸形还具有"点火"作用，也会造成癫痫发作。脑动静脉畸形治疗后，癫痫能否缓解与导致癫痫的因素是否消除有关。

显微手术由于可以直接切除畸形脑动静脉，最大限度地消除致痫因素，术后癫痫改善的效果最为确切。

介入栓塞治疗可以部分消除脑动静脉畸形的"盗血"以及"点火"作用，在控制癫痫方面也有一定的疗效。70％以上以癫痫为表现的患者，畸形脑动静脉大部分或完全栓塞后，癫痫症状可以得到很好的控制。

单纯立体定向放射治疗亦可以控制癫痫发作。

（李嘉楠　李　强　许　奕）

四、硬脑膜动静脉瘘

37. 什么是硬脑膜动静脉瘘

有时候在门诊会碰到这样一些患者：一侧眼球突出，球结膜水肿，视力下降。还有一些患者说，脑子里总是有声音。这时候大夫会问：眼球什么时候开始突出的？突出之前受过外伤没有？接下来还会给患者做一个脑血管的检查。这些患者有可能得了一种叫"硬脑膜动静脉瘘"的病。

硬脑膜动静脉瘘（DAVFs）是指海绵窦、侧窦、矢状窦等硬膜窦及其附近动静脉间的异常交通，为颅内外供血动脉与颅内静脉窦沟通。正常人的大脑里，动脉和静脉之间有毛细血管连接沟通，而硬脑膜动静脉瘘就是动脉和静脉直接相互连接，而没有经过毛细血管。这种疾病可见于任何年龄，成人多见。硬脑膜动静脉瘘的临床表现多样，主要有以下两类：一类是侵袭性的症状，如颅内出血、癫痫、认知功能和意识障碍、局灶性神经功能缺损、颅内压增高性头痛。其中颅内高压性头痛是指除头痛外，尚伴有恶心呕吐、一过性视力下降或视盘水肿。另

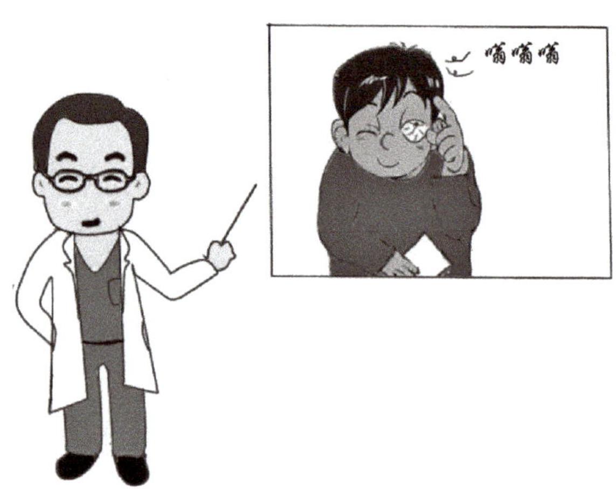

▲一侧突眼和颅内杂音是硬脑膜动静脉瘘的常见表现

一类是非侵袭性症状：各种眼征如突眼、复视、结膜水肿、眼球活动障碍和非颅高压性视力障碍等，以及颅内杂音。

侵袭性的硬脑膜动静脉瘘可能进展为静脉性脑梗死或颅内出血，患者的预后取决于脑梗死及出血的部位和程度，严重者甚至会威胁生命安全。非侵袭性的硬脑膜动静脉瘘的眼征以及颅内杂音，在经过规范的治疗后效果肯定。除了部分复杂病例以外，80％～90％的病例都能得到治愈。

（黄清海）

38. 为什么会得硬脑膜动静脉瘘

目前，硬脑膜动静脉瘘被公认为后天获得性疾病，常由于外伤、炎症或肿瘤（如脑膜瘤）压迫等原因造成硬膜静脉窦狭窄或闭塞形成的病理改变，但在 10 岁以下的脑血管畸形患儿中也常见到，且很少有明显的诱因。关于硬脑膜动静脉瘘的发病病因还没有定论，可能与下列四项因素有关：

①静脉窦炎及硬膜窦栓塞。②静脉窦狭窄及静脉高压。常见诱因有头外伤、颅脑手术和临床可致高凝状态的疾病如：怀孕、感染等。③体内激素水平改变。此病好发于女性，当体内雌激素水平改变时，血管壁弹性降低、脆性增加并扩张迂曲，加上血流的冲击，易形成瘘。④血管肌纤维发育不良。属先天性疾病，血管弹性较差，可与静脉形成瘘。

（黄清海）

39. 颈内动脉海绵窦瘘和硬脑膜动静脉瘘是一个病吗

在临床上，经常会有人把"颈内动脉海绵窦瘘"和"硬脑膜动静脉瘘"混淆。听上去两个疾病都是"瘘"，实则它们是两种不同的疾病。

在正常情况下，动脉与静脉相互为伴却不融合，而颈动脉与海绵窦的关系却十分奇特，颈动脉在进入颅内后，就被海绵窦包裹在它里边，待颈动脉从海绵窦穿出后再分支供应大脑。当头部外伤、感染以及其他原因造成颈动脉海绵窦段的动脉壁破裂或断裂时，就形成了异常的动、静脉沟通，称为颈内动脉海绵窦瘘（CCF）。

那么，颈内动脉海绵窦瘘和硬脑膜动静脉瘘之间是什么关系呢？这两个疾病之间既有共性又有不同的地方。共性的是，两者都是动脉与静脉直接沟通，不同的是颈内动脉海绵窦瘘是颈内动脉海绵窦段或该段的分支破裂，形成与海绵窦直接沟通的动静脉瘘，主要表现为眼球突出搏动。由于瘘流量大，自发性闭合的可能性极小，且一般临床症状明显，呈急进性加重。一旦发现，均需要积极治疗，治疗方法包括球囊闭塞、支架结合弹簧圈栓塞、球囊保护下液态胶栓塞等，少数情况下需要闭塞颈内动脉。而硬脑膜动静脉瘘是颅内外供血动脉直接与颅内静脉窦沟通，其临床表现除了突眼等眼征之外，还可表现为颅内出血、癫痫、认知功能和意识障碍、局灶型神经功能缺损、颅内压增高性头痛等，其临床表现更为复杂多样，且治疗也更为复杂。

（黄清海）

40. 硬脑膜动静脉瘘都会出血吗

患者听到医生说硬脑膜动静脉瘘会出血，常常很紧张，问：这个出血就是脑溢血吗？这句话对了一半，硬脑膜动静脉瘘导致的颅内出血是脑溢血，但是脑溢血不仅仅是硬脑膜动静脉瘘导致的颅内出血，而是指非外伤性脑实质内血管破裂引起的出血，最常见的病因是高血压、脑动脉硬化、脑动静脉畸形等。

硬脑膜动静脉瘘的临床表现复杂多样，不是所有的都会出血，其临床表现主要取决于引流静脉的部位、大小，而与供血动脉的来源无关。根据静脉引流方式的不同可分为四类。

（1）自皮层向静脉窦引流，称为顺流，症状主要由动静脉短路引起。可表现为搏动性耳鸣及颅内血管杂音，约 70％患者有搏动性颅内血管杂音，杂音可在病变部位，也可遍及整个头部。

（2）静脉高压，血流自静脉窦逆流至皮层，称为逆流。症状由扩张、迂曲、薄壁的静脉引起，可发生颅内出血、头痛、神经功能障碍。约 50％出现头痛，可在病变局部，也可遍及整个头部，可呈持续性、搏动性剧烈头痛，活动、体位变化或血压高时加重。

（3）直接引流到蛛网膜下腔或皮层静脉，使这些静脉呈瘤样扩张，是蛛网膜下腔出血的主要原因。

（4）硬脑膜动静脉瘘伴有硬脑膜或硬脑膜下静脉湖，血流直接引流到静脉湖中，该型病情严重，常出现占位效应。

硬脑膜动静脉瘘还可引起中枢神经系统症状，表现为精神错乱、痴呆、肢体无力、脑卒中、脑积水及癫痫等。复视、视力减退及走路不稳，也是常见症状。

（黄清海）

41. 硬脑膜动静脉瘘没有出血，为什么患者会昏迷

硬脑膜动静脉瘘一旦发生出血，患者往往出现剧烈头痛、意识障碍等症状。有少数家属可能有疑问：为什么我们家的患者并没有脑出血，也会出现昏迷呢？这种情况是比较少见的，其中包括以痴呆起病的情况。

人类的大脑引流静脉可以分为浅静脉及深静脉两大组成部分，深部静脉主要汇总基底节区、丘脑部位的静脉，因此当病变累及深部静脉时，动静脉瘘造成的静脉高压会使基底节区、丘脑或脑干部位的静脉引流不畅，导致对应部位缺血缺氧、细胞水肿、脑白质变性等病理改变，可能出现人格改变、记忆障碍、痴呆等症状。同样的道理，若浅静脉系统引流不畅，会导致对应的大脑皮层功能障碍，可能出现癫痫、进行性神经功能缺失等症状。

硬脑膜动静脉瘘的临床表现主要取决于瘘口的部位和静脉引流的类型，大脑的任何部位都有对应的静脉引流，以保证代谢的废物运输。当认知功能所对应的大脑区域静脉引流因为动静脉瘘的缘故，不能顺利流出，甚至发生逆流，这种情况就会以认知功能障碍起病。而且以认知功能障碍起病的情况，往往前期症状较轻，若不加以重视，可能延误治疗。

（黄清海）

42. 硬脑膜动静脉瘘必须手术吗

不是所有的硬脑膜动静脉瘘都要手术治疗，这个疾病的治疗方法比较多而且复杂，包括保守观察、颈动脉压迫、血管内栓塞、手术切除和放射治疗。上述方法可单独使用，也可联合使用。

（1）保守观察或颈动脉压迫法。对于发病早期、症状较轻、瘘口血流量小而较慢的，可先观察一段时间，有些可自愈。也可试用颈动脉压迫法，用手指或简单器械压迫患侧颈动脉。压迫期间，应注意观察有无脑缺血引起的偏瘫及意识改变。也有人提倡压迫内眦外上方眼上静脉与头皮静脉交界处，提高眼上静脉压，以降低瘘口动静脉压力梯度，促进血栓形成。但这种方法没有科学依据支持，仅作为硬脑膜动静脉瘘治疗的辅助措施。

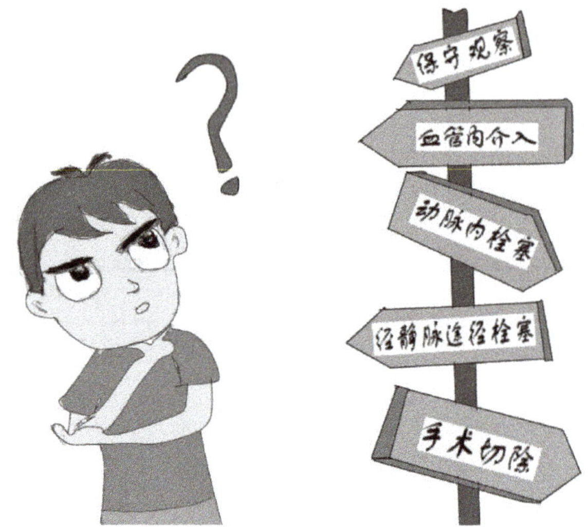

（2）血管内介入栓塞治疗。对于有过出血病史、难以忍受颅内杂音、神经功能缺损进行性加重和颅高压增高的患者，建议首选并早期行介入治疗。

（3）动脉内栓塞。就是将微导管放入供血动脉，并用栓塞材料将瘘口连同引流静脉栓塞掉。

（4）经静脉途径栓塞治疗。若颈外动脉途径失败，可行股静脉穿刺置管，用弹簧栓子栓塞海绵窦或侧窦腔而闭塞瘘口。

（5）手术切除。血管内栓塞失败或无栓塞指征者，手术切除不失为有效的治疗手段。手术适应证为：合并颅内血肿，有占位效应；引流静脉呈静脉瘤样扩张，有破裂可能。

（6）放射治疗。对于瘘口细小复杂者，放疗可取得一定效果，且不良反应小。放疗引起血管内皮细胞坏死、脱落、增生等炎症反应，逐渐闭塞瘘口，达到治疗目的。

（黄清海）

43. 压迫颈动脉能治好海绵窦硬脑膜动静脉瘘吗

海绵窦区的硬脑膜动静脉瘘自愈比例达到 10%～50%，可试用颈动脉压迫法。简单地说，就是用手指或简单的工具压迫患侧的颈动脉于第 6 颈椎横突上，时间从每次 10～15 分钟，逐渐延长到每次 30 分钟，每天 5～6 次，3 周可见效。

压迫期间,应注意观察有无脑缺血引起的偏瘫及意识改变。压迫左侧颈动脉时将右手食指和拇指并拢,压向气管方向;以左手中指在左耳的耳屏前方触摸颞浅动脉,当颞浅动脉搏动消失时,代表右手压迫到位。左手压迫右侧颈动脉也是同样的方法。

可能会有患者提问,那我能用右手压迫右侧颈动脉吗? 其实,用右手压迫左侧颈动脉,一方面是因为这样压迫更加顺手,另一方面也是因为这样压迫安全。当患者用右手压迫左侧颈动脉时,

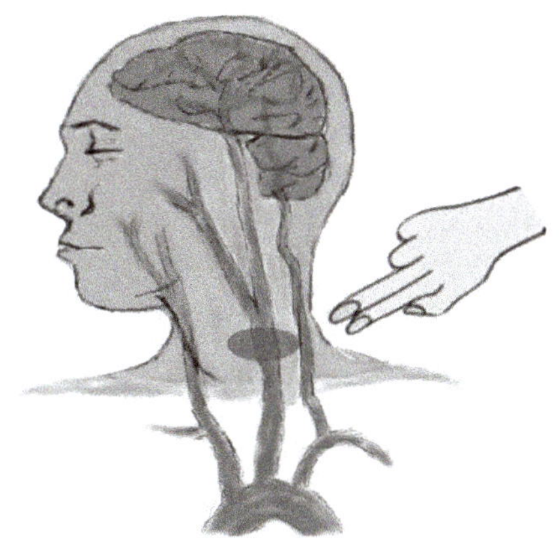

▲30％的海绵窦硬脑膜动静脉瘘能通过颈动脉压迫法完全闭塞

左侧颈动脉血流被阻断,这势必会引起左侧颅内供血减少,多数人可以通过前交通和后交通代偿供血。但是,有一些患者的前交通或者后交通血管代偿不佳,此时会引起右侧手臂无力而自然下垂,终止压迫颈动脉,从而恢复颅内血流,避免了颅内缺血太久导致脑梗死的发生。

特别提醒

什么样的海绵窦硬脑膜动静脉瘘能够采用压迫颈动脉的方法治疗? 这是一个专业问题,患者千万不能自行尝试。一定要到正规的医院,经过专科医师检查评估,确定能够采用压迫颈动脉的方法,才能执行操作。

（黄清海）

44. 怎么判断硬脑膜动静脉瘘手术后有没有复发

对于接受介入手术治疗的硬脑膜动静脉瘘患者,医生在术前和术后都会向患者强调一点:介入治疗后依然有复发的风险。这样一来患者就紧张了:如何才能知道疾病是否复发了呢?

目前,文献报道该病的复发率在3％左右。经过手术治疗后,大部分患者的症状会消失或逐渐减轻。如果之前的球结膜充血、水肿、突眼等眼征又再次出现,或者再次出现耳鸣、听力下降,甚至头痛等症状,患者需要注意了:很有可能硬脑膜动静脉瘘复发了。这个时候患者需要及时到医院进行检查,以明确诊断,

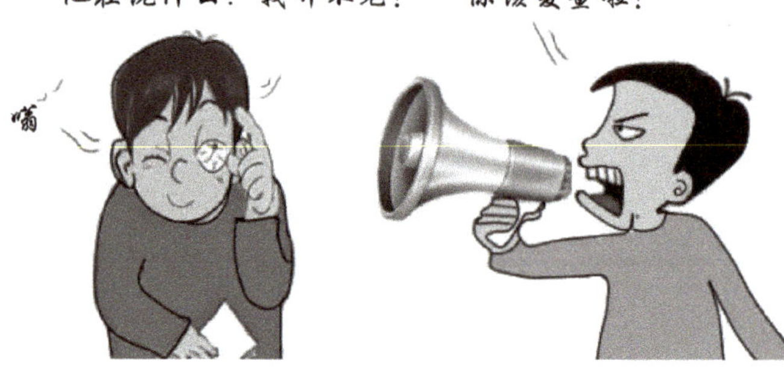

在医生的指导下决定下一步的治疗方案。

　　有些患者在复查一两次没有复发后，就觉得这个疾病彻底治愈了。其实不然，硬脑膜动静脉瘘由于其本身的复杂性，可能在原先疾病的基础上复发，也可能在其他部位产生新发病灶。复发及新发病灶所带来的风险是不可控的，从没有症状到脑梗死、脑出血、各种神经功能障碍等。因此，硬脑膜动静脉瘘患者治疗后的定期复查是十分必要的。

（黄清海）

五、颅内海绵状血管瘤

45. 什么是颅内海绵状血管瘤

颅内海绵状血管瘤亦称为海绵状血管畸形，并非真正的肿瘤，它占颅内血管畸形的 5%～13%。

海绵状血管瘤可发生在各个年龄阶段，以 20～50 岁多见，男女发病率相似。这种血管畸形之所以被称为"海绵状血管瘤"，是由于其病理结构。在显微镜下，可以看到海绵状血管瘤由众多薄壁的、发育不完整的血管组成海绵状的血管团。与脑动静脉畸形不同的是，这种血管畸形没有大的供血动脉和引流静脉，血管畸形内的血流量是低的。因此，海绵状血管瘤导致的出血多为反复少量渗血，且经常局限在畸形团内。该疾病可分为散发型和遗传型两类，后者有明显的遗传倾向，与染色体的基因位点突变有关。

相当多的海绵状血管瘤患者是无症状的，或者仅有轻微的头痛症状。但其中有一部分患者在诊断后会再出现其他症状，癫痫是该疾病最为常见的临床表现。相比其他病灶，相同部位的海绵状血管瘤更容易发生癫痫，可能与病灶反复微量出血、含铁血黄素沉着、胶质增生等因素导致癫痫灶形成有关；有症状的出血占 20% 左右，一般发生在病灶周围的脑组织内，且出血量较小，很少危及生命；局部神经功能障碍也较为常见，多与出血、病灶大小和部位有关，除了脑干和基底节等重要神经结构部位外，因大量出血造成严重急性神经功能症状加重较为少见。

总的来说，海绵状血管瘤为良性病变，预后良好，手术治疗能有效地防止出血和控制癫痫的发作，多数患者手术后能够恢复正常的工作或学习。

（冯明陶　黄清海）

46. 颅内海绵状血管瘤都要治疗吗

基于本病的自然病程，对无症状的或仅有轻微头痛的海绵状血管瘤，可保守治疗，并定期随访。

有明显症状，如神经功能缺失、显形出血(即使仅有 1 次)、难治性癫痫、病灶增大或有高颅内压者均应手术治疗。尽管部分癫痫能用药物控制，但手术治疗能有效降低癫痫发作频率，减轻严重程度，患者术后能停用抗癫痫药物。由于怀孕会增加病灶出血可能，故对准备妊娠而明确有海绵状血管瘤的妇女应建议先手术切除海绵状血管瘤。而对怀孕期间诊断为海绵状血管瘤者，除非反复出血或神经功能症状进行性加重，一般建议先行保守治疗。儿童患者由于病灶出血可能大，以及潜在癫痫可能，是手术的强烈指征。手术治疗的目的是全切除病变，消除病灶出血风险，减少或防止癫痫发作，恢复神经功能。

对于偶然发现的无症状病例，如有人是踢球时头部受伤，做头颅磁共振才发现颅内海绵状血管瘤，这样的病例是否需要治疗，需专科医生全面评估后决定。

（冯明陶　黄清海）

47. 发现了颅内海绵状血管瘤该怎么治疗

对于无症状、偶然发现的或者仅有轻微头痛的海绵状血管瘤患者，应当定期随访观察，无需手术治疗。对于有明显症状，药物难以控制的癫痫症状的患者，应当手术治疗。即使部分患者的癫痫能用药物控制，手术治疗也能有效降低癫痫发作频率，减轻严重程度，大部分术后能停用抗癫痫药物。因此，对于这部分患者也建议手术治疗。

对于深部病变，手术切除虽然有一定风险，若伴有反复出血，进行性神经功能恶化，即使是位于脑干和脊髓这样的精细部位，也应当考虑手术切除。当病灶完全切除时，以后再生长或出血的风险就彻底消除了。

立体定向放射治疗的疗效尚不大肯定，目前一般主张位于重要功能区或手术残留的病灶才辅助放疗。另外，由于中颅窝底这一特殊部位的海绵状血管瘤手术中出血量大，颅神经损伤的风险大，全切的可能性不大，部分切除术后行立体定向放射治疗可以提高疗效。

（冯明陶　黄清海）

48. 听说脑干海绵状血管瘤特别危险，能治吗

之所以说脑干海绵状血管瘤危险，是因为它是导致脑干出血，尤其是不伴发昏迷的脑干出血的重要原因。目前，手术已成为脑干海绵状血管瘤的治疗首选。

脑干海绵状血管瘤占颅内海绵状血管瘤的 20%～30%，多见于 20～40 岁的中青年，平均发病年龄约 37 岁，女性多于男性。中脑病变可因出血阻塞中脑导水管而导致头痛、呕吐及意识障碍；脑桥病变可影响第 Ⅴ、Ⅵ 及 Ⅶ 对颅神经核

团,导致面部感觉障碍、眼球外展障碍及面瘫等症状;延髓病变则可导致呼吸障碍、循环障碍、顽固性呃逆及胃肠道出血。

脑干海绵状血管瘤首次出血率仅为 0.6%～1.1%,而再次出血率则可高达 30%～60%;而且每出血一次,再次出血间隔缩短;每出血一次,患者症状呈进行性加重,而神经系统症状能够恢复的可能性减小。因此,及时正确地处理以防止再出血极为关键,而及时的手术治疗对改善患者预后具有重要作用。

其手术适应证包括:有出血史,产生临床症状,手术可到达肿瘤位置。上述条件均满足的病例,为手术的绝对适应证;上述条件均不满足的病例,一般无需手术。而对于仅满足上述条件中的一项或两项的病例,则需具体分析。

对于无手术指征的脑干海绵状血管瘤患者的另一治疗选择,则为观察随访。观察随访中,部分病例可显著缩小,而且无明显再出血。此外,观察过程中,较深的病变可因再出血而变得表浅,从而具有手术指征,利于手术切除。

(冯明陶　黄清海)

六、烟雾病

49. 什么是烟雾病

烟雾大家都见过。唐代大诗人李白在《望庐山瀑布》中有云"日照香炉生紫烟",盛赞庐山雄伟峭拔的香炉峰,在日光照耀下紫气蒸腾,烟雾缭绕。但烟雾病中的"烟雾"是如何进入到人体的大脑里去的呢?

其实,烟雾病是一种脑血管病,又称为 moyamoya 病或自发性基底动脉环闭塞症。烟雾病是大脑里非常重要的主干动脉——颈内动脉末端及大脑前动脉、大脑中动脉起始部的动脉逐渐狭窄以至闭塞,取而代之的是脑底穿通动脉代偿性扩张为特征的疾病,这种代偿扩张的血管在行血管造影时的形态就如同李白诗下的缭绕烟雾。

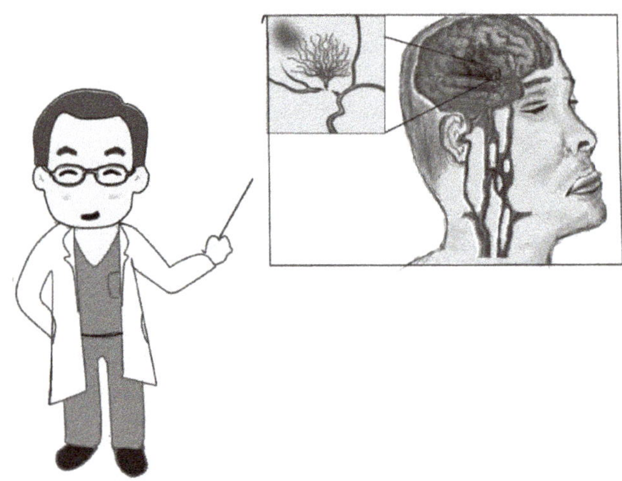

▲"烟雾缭绕"的血管造影显像

该病最早于 1955 年由日本的清水和竹内描述,1966 年由铃木二郎命名,在日语中"飘浮的烟雾"发音为"moyamoya",因此被形象地称为 moyamoya 病。目前,国内一般人缺乏对此病的了解,即使很多专科医生也缺乏认识,导致绝大多数烟雾病患者得不到诊断,更谈不上治疗了。其实通过我们的调查发现,烟雾病在国内发病率不低,而且多集中在儿童和中青年。随着认识的加深和诊断方法的革新,越来越多的患者被诊断出来。

(冯明陶　黄清海)

50. 烟雾病与烟雾综合征有什么区别吗

烟雾病是以双侧颈内动脉末端及大脑前、中动脉起始段慢性进行性狭窄或闭塞为特征，并继发引起特征性的颅底异常血管网形成的脑血管疾病。烟雾综合征也叫类烟雾病，是合并一种及以上基础疾病，并伴有烟雾病的一组疾病，基础疾病包括高血压、糖尿病、高血脂、甲亢等，或者有大量烟酒嗜好等。总的来说，烟雾病的病因并不十分清楚，可能与遗传、感染、自身免疫和生长环境有关系；而烟雾综合征合并有基础疾病。

（冯明陶　黄清海）

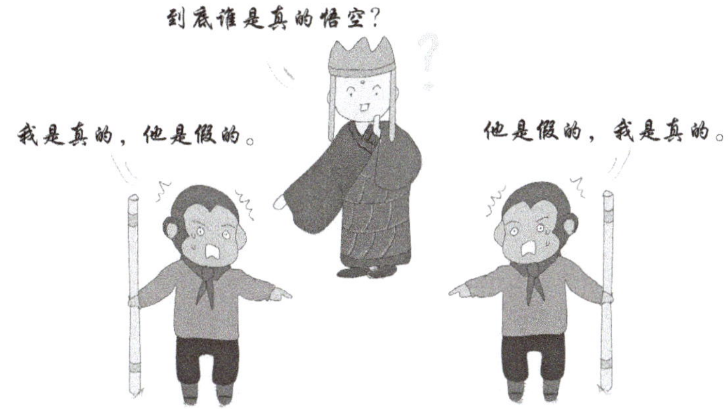

51. 烟雾病为什么既会引起脑梗死，又会导致脑出血

有些患者会有疑问，为什么同样是烟雾病，有些人发生脑梗死，有些人却发生脑出血呢？

其实烟雾病本质上是一种特殊的慢性缺血性脑血管病，但超过半数的成人烟雾病患者可表现为颅内出血。引起颅内出血主要有三大因素：扩张增生且脆性的烟雾样血管破裂、Wills 环（威利斯环）上囊状动脉瘤破裂以及大脑表层扩张的侧支动脉破裂。

本病的预后多数情况下取决于疾病的自然发展，即与发病年龄、原发病因、病情轻重、脑组织损害程度等因素有关。治疗方法是否及时、恰当亦对预后有一定影响。一般认为本病预后较好，死亡率较低，后遗症少，部分小儿患者可遗留智能低下。成人颅内出血者死亡率高，若昏迷期较快渡过，则多数不留后遗症。其自然病程多在一至数年，一旦脑底动脉环完全闭塞，当侧支循环建立后，病变就停止发展。

（冯明陶　黄清海）

52. 烟雾病能治吗

烟雾病的疗效不能一概而论。

总的来说，治疗烟雾病有内科治疗和外科治疗。内科治疗即药物治疗，用于烟雾病治疗的药物有血管扩张剂、抗血小板药物及抗凝药等，这些药物有一定的临床疗效，但有效性均无临床试验证实。对于有缺血症状的患者可考虑使用阿司匹林、噻氯匹定等药物。目前尚无有效的药物能够降低烟雾病患者出血率。

烟雾病一般都表现为双侧，所以双侧的手术治疗才能有效地阻止患者病情进一步发展，降低患者再次出现脑梗死和脑出血的风险。否则即使做了单侧手术，不做对侧，最多也只算是治好了一半。

特 别 提 醒

有些家属不能理性地听取医生的忠告，过于担心手术风险，对于病情抱有不切实际的期待，在手术时间上一拖再拖，到病情非常严重、再也拖不下去的时候才来找医生。其实是把患者置于更加危险的境地。

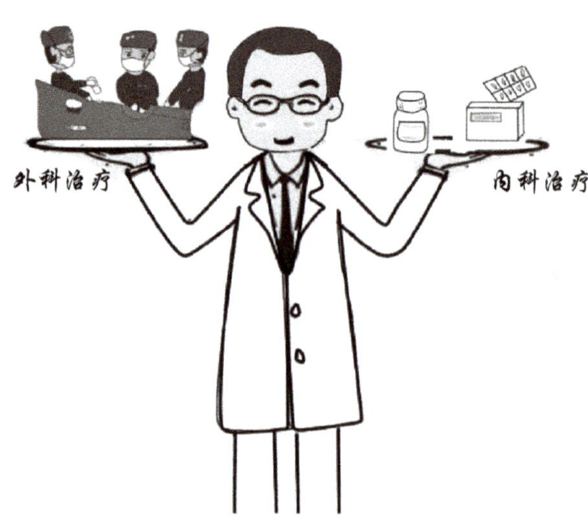

外科手术方式主要包括直接血运重建术（颅内外血管搭桥术）和间接血运重建术（脑-硬脑膜-动脉血管融通术、多点钻孔术、颞肌贴敷及硬膜翻转术等）以及综合治疗，其中综合手术治疗结合前两种手术方式，是目前最全面的治疗方案。

（冯明陶　黄清海）

七、脑静脉窦血栓

53. 什么是脑静脉窦血栓

脑静脉窦血栓(CVST)是一种特殊类型的脑血管疾病,发生率很低,通常以儿童和青壮年多见。脑静脉窦血栓就是在大脑的静脉里形成了血栓。一般多有以下表现:①颅内压增高。②邻近栓塞静脉窦的头皮、颜面肿胀,静脉怒张迂曲;海绵窦血栓则更有眼睑、结膜肿胀充血和眼球突出。③脑部因水肿、继发的出血性梗死或出血、血肿而呈现各种局限症状。

本病预后不一,因受累的静脉窦和病因不同而异,也和血栓的范围、程度和形成速度、脑实质受损程度以及侧支循环建立情况有关。

(冯明陶　黄清海)

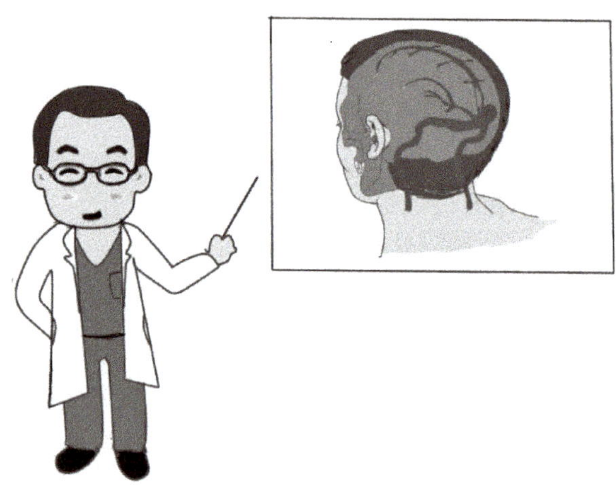

▲脑静脉窦血栓

54. 患了脑静脉窦血栓,会有什么表现

头痛为静脉窦血栓最常见甚至唯一的临床症状,90％的患者会出现,多呈进行性进展,咳嗽、用力等可加重头痛;也有劈裂样头痛或搏动性头痛。同时伴随着恶心、呕吐、视力进行性下降等症状。在严重的急性发病患者中,意识障碍很多见,包括嗜睡、昏迷,精神症状如谵妄、淡漠、欣快等。40％的患者出

现局灶性或全身性痫性发作，较其他类型的脑血管病多见；局灶性神经功能障碍包括运动及感觉功能障碍、颅神经损害、失语或小脑体征，双侧累及较常见，这也是与其他脑血管病相区别的一个特点。炎性颅内静脉血栓形成的表现分为全身症状、局部感染灶症状和窦性症状。全身症状表现为不规则高热、寒战、乏力、全身肌肉酸痛、精神萎靡、皮下淤血等感染和败血症症状。非炎性颅内静脉血栓形成主要表现为病因及危险因素的症状和窦性症状。

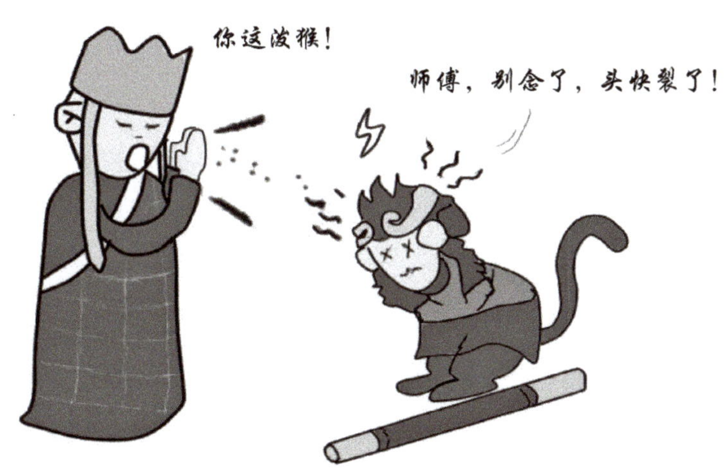

总体来说，脑静脉窦血栓临床表现无特异性，取决于血栓形成的病因、部位、进展速度及患者的耐受程度，给诊断带来很大的困难。若遇到青壮年患者有以下临床表现：近来不同寻常的头痛；缺乏危险因素的卒中样表现；颅内高压，头颅 CT 上出现出血性梗死灶，且不符合血管分布时，应该考虑是否得了脑静脉窦血栓。

（冯明陶　黄清海）

55. 为什么会得脑静脉窦血栓

一般来说静脉血栓形成有以下三大因素：①静脉血流缓滞。②静脉管壁损伤：化学性损伤、机械性损伤、感染性损伤。③血液成分改变，如血黏度增加、凝血活性增高、抗凝血活性降低。而颅内静脉系统血栓又有其特殊性，根据脑静脉窦血栓病变的性质及临床表现可将其分为炎症性的和非炎症性的。

炎症性的均继发于感染灶，如脑膜炎、中耳炎、鼻窦炎、颜面部感染、系统性感染等。颜面部病灶特别是危险三角区内的疖、痈等化脓性病变，易通过眼静脉进入海绵窦；耳部病灶如中耳炎或乳突炎可引起乙状窦血栓形成；蝶窦或筛窦炎症，通过筛静脉或破坏蝶窦壁而入海绵窦；颈深部或扁桃体周围脓肿、上颌骨骨髓炎等可沿翼静脉丛或侵入颈静脉而累及横窦、岩窦、海绵窦。

非炎症性的危险因素包括：妊娠、围产期及口服避孕药物；遗传性高凝状态，如抗凝血酶缺乏、补体蛋白 C 和 S 缺乏等；获得性高凝状态，如抗磷脂抗体综合征、肾病综合征等。其他因素还有全身衰竭脱水状态、先天性心脏病、放疗后等。

（冯明陶　黄清海）

56. 脑静脉窦血栓该怎么治

脑静脉窦血栓应尽早诊断、及时治疗，治疗原则包括抗栓治疗、对症治疗及病因治疗三方面。

（1）抗凝治疗：已普遍应用并被认为是一种有效的方法。无论有无出血性梗死都应进行抗凝治疗，因为抗凝的疗效远远大于其引起出血的危险性，可评价出血体积大小，调整抗凝药物的剂量，严重时可停用抗凝药物。有出血性梗死的颅内静脉血栓患者用抗凝治疗效果满意，抗凝在出血性梗死组并没有增加颅内出血的危险性。

（2）溶栓治疗：可系统性静脉溶栓或静脉窦接触溶栓。

（3）对症处理：包括降颅压、控制癫痫发作等。一般不采用药物预防癫痫发作，也不主张常规应用激素，除非治疗原发疾病。

（4）病因治疗：对于感染导致的炎性血栓，必须积极处理感染灶，对患者血及脑脊液进行细菌培养，选择敏感、易通过血-脑脊液屏障的抗生素，病原菌不清楚者应联合应用抗生素。热退之后还应继续使用足够时间抗生素，一般抗生素应用时间不应少于 1 个月。对于促发因素，如肿瘤、自身免疫性疾病、血液系统疾病等，需至相关科室诊治。

（5）介入治疗：随着科学技术的进步，特别是介入治疗技术的发展，脑静脉窦血栓也可以通过介入的方法来进行治疗。这就和家里的排水系统不通畅时的处理方法一样，要么把堵塞的管道疏通，要么就需要另外建立一些排水的渠道。介入治疗就是用各种手段疏通堵塞的静脉。

听上去这种方法很直接,那为什么不是所有脑静脉窦血栓患者都直接用这种方法呢? 因为介入治疗虽然微创,但也是一种手术,也存在着一定的风险。因此只有在患者经过抗凝治疗无效,或者病情很严重,已经出现昏迷,或者静脉血栓存在非常广泛,预计抗凝治疗难以奏效的时候,才考虑这一手段。

(冯明陶　黄清海)

八、康复治疗

57. 如何帮助脑出血昏迷的患者尽快苏醒

出血性脑卒中的患者常伴有意识障碍，严重者甚至发生昏迷，昏迷的时间与出血量及脑组织受损情况等因素相关。因此，怎样让脑出血的患者快速清醒成为患者家属最关心的问题。目前已有的研究认为，最理想的方法包括以下几种。

（1）微创的钻孔减压术，降低颅压，使患者脑部损伤减小，效果较好。

（2）开颅行去颅骨减压术＋血肿清除，去除部分骨瓣，降低颅内压，同时清除血块对周围组织的压迫，减少血液成分对脑组织及血管的刺激。

（3）腰穿术或腰大池引流术。腰穿在减压的同时也促进了血性脑脊液引流，又可以做脑脊液常规、生化检查，发现脑组织损伤如何。

（4）细胞脱水。将脑细胞中的水脱出，使患者出血后脑水肿快速吸收，常用的药物包括甘露醇和白蛋白等。

（5）预防和控制癫痫。脑部损伤极易引发癫痫，尤其是癫痫大发作可进一步加重脑神经细胞的缺血缺氧和影响其功能的恢复，故应早预防、早治疗。由于抗癫痫药物多有中枢镇静作用，长期大量使用反而会加剧患者的意识障碍，故应使用较小剂量和对意识障碍影响较小的药物。

（6）使用促醒药物，包括盐酸钠络酮、胆碱能受体激动剂、儿茶酚胺受体激动剂等药物。

（7）高压氧舱治疗促醒，是指在大于 1 个标准大气压的高压氧舱内间断吸入 100％氧的治疗方法。临床实践证实高压氧可以纠正脑缺氧，维持神经细胞的能量供应；降低颅内压，减轻脑水肿；改善脑微循环；改善脑干网状激活系统功能，故具有促进昏迷觉醒的功效。目前认为，高压氧治疗开始越早效果越好，但应注意治疗中患者的安全。

（8）让患者早期坐位，减低颅内压、肺压。每天双下肢垂在床旁坐 30 分钟，每天 2 次。

（9）注意并发症的治疗，减少脑脊液压力在停脱水药后迅速上升，患者出现昏迷-清醒-昏迷反复的现象。

（段国礼　黄清海）

58. 脑卒中后肢体功能障碍的患者如何康复

事实上，几乎 100％的脑卒中患者都可能残留有一定程度的后遗症，发生率最高也最影响生活质量的后遗症是肢体功能障碍。因此，如何科学地指导脑卒中遗留肢体残障的患者康复，就成为了患者及家属非常关心的问题。总的康复原则和先后次序是：先易后难、先粗后细、先近后远、先质后量、先重后轻、多管齐下、循序渐进。

先易后难，是指优先康复容易康复的。如大关节肌力的恢复相对较为容易，而且因为牵动全身，患者及其家属往往较为重视。而言语与吞咽障碍的康复则相对较为困难，而且更加费时费力。

先粗后细，是指优先康复粗大的功能障碍，如肩关节、髋关节的肌力往往是带动整个上肢或下肢的主要动力，且训练起来也较容易。而像手指的精细动作相对较难，也需要较长时间恢复。因此，在康复计划的安排上应优先考虑粗大关节的康复项目。

先近后远，与先粗后细相似，就是优先恢复近端关节的肌力，然后再重点恢复远端关节的肌力。

先重后轻，是指优先康复影响患者生命质量的重要功能，如行走、抬手、点头、吞咽、大小便控制等。

先质后量，是指优先考虑康复训练的质量，然后再逐步要求数量。这在偏瘫患者的步态训练方面尤其明显。许多患者往往急于求成，在没有重新学会正确的行走姿势时就自行加大训练的力度，结果形成了诸如"扫堂腿"之类的错误步姿；虽然也能走很快，但一遇到障碍物或者一失去平衡就很容易摔倒。正确的方法是：先学会走得好，再练习走得快。

多管齐下，是指在康复的方式和方法上不能单一。在实际操作上，既要强调运动康复和各种物理因子治疗，又不能忽视药物预防脑出血再发、治疗精神心理和认知症状、促进神经触突功能重塑、改善局部血液循环的重要性；既要重视主动和被动的康复训练，又要联合诸如神经肌电刺激、神经反射治疗等手段。

同时，根据上述原则，先安排患者在床上做力所能及的主动康复运动；等到患者的体力恢复到一定的程度后，应优先恢复患者的坐、站、床上独立翻身、移动、吞咽等功能；再开始训练患者的下肢行走和上肢持物的功能；最后才循序渐进地训练患者的各种精细动作，直到患者能够生活基本或完全自理，精神心理状态及认知水平恢复正常。

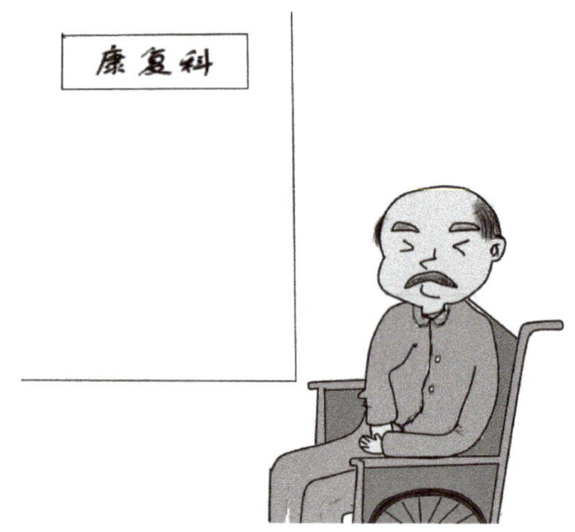

　　一般来说，肢体功能障碍的恢复比吞咽、言语、智能要快，前者往往在出血后6个月基本定型，后几项功能障碍的康复则更加费时费力，通常需要数月到数年，甚至终身康复。

（段国礼　黄清海）

59. 脑出血后遗症如何家庭护理

　　大多数的脑出血患者经过治疗后会留下各类后遗症，如偏瘫、语言障碍、肢体运动障碍等。由于种种原因，患者不可能长期在医院进行康复治疗，合理的家庭康复和护理就成为治疗的关键。因此患者和亲属掌握一定的家庭护理知识尤为重要。

　　（1）心理护理是基础：脑出血的康复是一个漫长而艰难的过程，部分患者会逐渐产生悲观失望的情绪，害怕死神随时降临，甚至认为自己成了残废，精神抑郁。悲观的心理状态影响康复的质量及进程。因此，家属应耐心地鼓励患者，多与他们谈话，让患者感受到家庭和亲情的温暖，正确地对待自己的疾病，树立战胜疾病的信心。可以给患者听轻松舒缓的音乐，放松心情，为他们读报纸和杂志，让他们感到不与社会脱节。

　　（2）合理用药按医嘱：部分脑出血患者会同时伴有几种疾病（比如高血压、冠心病、糖尿病等），家属应当严格遵照医嘱进行给药，同时监测患者的血压，及时将结果汇报给医生。

（3）康复锻炼讲方法：功能锻炼是促进瘫痪肢体运动和感觉功能康复的一个重要环节，若延误或失去锻炼时机，瘫痪肢体将会发生挛缩。缺乏正确而积极的功能锻炼，将影响患者的功能恢复和走路姿势。因此，家属要了解肢体康复锻炼的时机和方法，以便密切配合并取得成效。

（4）密切观察防复发：脑出血是一种高复发率的疾病，每次复发之后对于脑细胞的损伤都会更加严重，发作次数越多，预后越差，同时也增加了致残率和死亡率。所以在康复过程中，家属应防止脑出血再发，要随时监控血压是否平稳、饮食是否适宜、心肺功能是否正常、是否存在合并症等。患者在发病后应每个月到医院复诊一次，每周至少测量一两次血压，同时应坚持服用降压药。

（5）预防压疮并发症：长期卧床患者很容易发生压疮，必须加强护理，家属要每 2 小时为患者翻身一次，并按摩、活动瘫痪侧肢体，骨隆突处垫上棉垫、气圈等。如果患者体态偏瘦，应用气垫床，床铺保持清洁、平整、干燥，宜采用棉布类床单。翻身时避免拖、拉、拽等动作，以免损伤皮肤。由于患者抵抗力低，又长期卧床，易发生坠积性肺炎，应鼓励患者咳嗽、排痰；家属在给患者翻身时，应进行有效叩背(空心掌叩法)，每次 3 分钟，以利于痰液排出。另外，这类患者瘫痪侧肢体往往感觉不良，应绝对禁用热水袋，以免造成烫伤。

（段国礼　黄清海）

60. 高压氧治疗有什么危险吗，要做多少个疗程

高压氧治疗是一种很好的辅助治疗手段，但很多患者对高压氧的机制及作用还不是很清楚。高压氧治疗在出血性脑卒中治疗中的作用包括：①高压氧可以减轻脑出血引起的脑水肿，而达到降低颅压的作用。②高压氧有清除氧自由基的作用，从而减轻脑出血后缺氧引起的氧自由基对脑组织的损伤。③高压氧明显增加血氧含量、血氧分压，增加脑组织毛细血管弥散距离，从而纠正脑组织缺氧状态，使因缺氧而受损的脑组织得到修复。④高压氧有神经修复作用，可以使受损神经修复和再生。⑤高压氧能促进血管的新生，有利于脑血管新的侧支循环的建立。

原则上，脑出血患者无活动性出血后生命体征平稳，临床上复查头颅 CT 证实无新鲜出血，就可以高压氧治疗。但如果患者有高热、抽搐、躁动，不能配合吸氧治疗，及血压过高时，不能急于进舱治疗。治疗的疗程需根据患者治疗效果及康复情况制定，一般数周，甚至长达 1～2 年仍对患者有促康复作用。

（段国礼　黄清海）

61. 脑卒中后吞咽功能差的患者如何科学安全进食

有相当部分的出血性脑卒中患者存在吞咽困难，而吞咽困难可导致误吸，并减少经口摄入量，由此又可导致严重并发症，如肺炎、营养不良和脱水。

对于脑卒中后吞咽困难的患者而言，管饲成为肠内营养支持的重要途径，可通过鼻胃管、咽造口、食管造口、胃造口或空肠造口等途径进行。鼻饲管置管方便，临床上常用于不能主动经口进食的脑卒中患者。但部分患者，尤其是神志不清或不合作者置管困难。目前认为，脑卒中急性期可以先行鼻胃管营养支持，但短期内不能恢复经口进食者，2 周后应改为经皮内镜胃造口。这种造口术操作简便，病情危重者也能耐受。在欧美发达国家，已经将经皮内镜胃造口作为脑卒中患者的主要管饲方法。新近有观察发现，重症患者行鼻空肠管并发症更少。

（段国礼　黄清海）

缺｜血｜性｜脑｜卒｜中

一、危险因素

62. 脑卒中危险因素有哪些

脑卒中的大部分为缺血性脑卒中，危险因素分为可干预与不可干预两大类。

不可干预因素主要包括：①年龄，脑卒中发病率随着年龄增加而增长，55 岁后每 10 年增加 1 倍。②性别，男性发病率比女性高 19％。③种族，有色人种发病率高于白色人种。④遗传因素，父母双方直系亲属发生脑卒中或心脏病年龄＜60 岁。

可干预因素包括以下几种。

（1）高血压：心脑血管疾病最主要的危险因素，收缩压每升高 10 毫米汞柱，脑卒中发病的相对危险增加 49％，舒张压每升高 5 毫米汞柱，脑卒中发病的相对危险增加 46％。

（2）糖尿病：糖尿病可以使脑卒中的风险增加 1 倍以上，而大约 20％的糖尿病患者最终将死于脑卒中。

（3）吸烟：是缺血性脑卒中的一项强有力的危险因素，可使其风险增加近 1 倍，使蛛网膜下腔出血的风险增加 2～4 倍。长期被动吸烟者脑卒中的发病风险比不暴露于吸烟环境者的相对危险增加 1.82 倍。

（4）心房颤动：增加脑卒中风险 4～5 倍，心房颤动患者的脑卒中发生率达 12.1％，以缺血性脑卒中为主，明显高于非心房颤动人群的 2.3％。

（5）血脂异常：总胆固醇每升高 1 毫摩/升，脑卒中发生率增加 25％；高密度脂蛋白每升高 1 毫摩/升，缺血性脑卒中风险减少 47％。

（6）无症状性颈动脉粥样硬化：颈动脉内膜中层厚度（CIMT）每增加 0.1 毫米，脑卒中风险提高 13％。

（7）高同型半胱氨酸血症：同型半胱氨酸每升高 5 微摩/升，脑卒中风险增加 59％，缺血性心脏病风险升高约 32％；而同型半胱氨酸每降低 3 微摩/升，可使卒中风险下降约 24％，缺血性心脏病风险下降约 16％。

（8）其他危险因素：酗酒、肥胖、睡眠呼吸障碍、偏头痛、炎症和感染、高凝状态、抗磷脂抗体阳性、缺乏活动、代谢综合征等。

（余　静）

── 专家简介 ──

余　静

余静，医学硕士，同济大学附属第十人民医院神经内科副主任医师。上海市医学会脑卒中专科分会青年委员、上海市中西医结合学会脑心同治专业委员会委员。擅长急性脑血管病的诊断及规范化治疗。

63. 如何评估"中风危险"

相信每个人都很迫切地想知道自己发生脑卒中的风险究竟有多大，这就是脑卒中风险的评估。2012 年，为了最大限度控制中风（脑卒中）核心危险因素，有效降低我国居民脑卒中的发病风险，国家卫生计生委脑卒中防治工程委员会结合国际研究和我国实际情况，在全国推荐《"中风"危险评分卡》。

● "中风"危险评分卡

8 项危险因素（适用于 40 岁以上人群）		
高血压	☐	≥140/90 毫米汞柱
血脂情况	☐	血脂异常或不知道
糖尿病	☐	有
吸烟	☐	有
心房颤动	☐	心跳不规则
体重	☐	明显超重或肥胖
运动	☐	缺乏运动
脑卒中家族史	☐	有
评估结果	高危	☐	存在 3 项及以上上述危险因素
		☐	既往有脑卒中（中风）病史
		☐	既往有短暂脑缺血发作病史
	中危	☐	有高血压、糖尿病、心房颤动之一者
如果您是"中风"高危人群，请立即向医生咨询脑卒中的预防！		

本评分卡适用人群为：①年龄大于 40 岁。②有易于脑卒中的先天性疾病者，如镰状细胞病、卵圆孔未闭、脑底异常血管网病等。③伴有脑卒中危险因素，尤其是可干预的危险因素者，如高血压、糖尿病、血脂异常、房颤、吸烟、酗酒、高半胱氨酸血症、肥胖、颈动脉狭窄、口服避孕药、代谢综合征等。④有全身性自身免疫性疾病者。⑤有脑卒中家族史者。

符合以上一条者就应该进行脑卒中风险评估。

（余　静）

64. 如何预防缺血性脑血管病的危险因素

脑血管病应以预防为首要，尤其是一级预防，即早期干预脑血管病危险因素，可以极大地降低发病率。

对高血压患者建议：≥35 岁者每年测量血压 1 次，高血压患者应经常测量血压，以调整服药剂量；早期或轻症患者首先采用改变生活方式，3 个月效果仍不佳者应加用抗高血压药物治疗。

对心脏病患者建议：成年人（≥40 岁）应定期体检，早期发现心脏病；确诊为心脏病的患者，应积极找专科医师治疗；非瓣膜病性房颤患者，可使用华法林抗凝治疗，但必须监测国际标准化比（INR），范围控制在 2.0～3.0；冠心病高危患者也应服用小剂量阿司匹林，或其他抗血小板聚集药物。

对糖尿病患者建议：定期检测血糖、糖化血红蛋白；首先控制饮食、加强体育锻炼，2～3 个月血糖控制仍不满意者，应选用口服降糖药或使用胰岛素治疗；更应积极治疗高血压、控制体重和降低胆固醇水平。

对血脂异常患者建议：首先应改变不健康的生活方式，并定期复查血脂。改变生活方式无效者采用药物治疗；对既往有短暂性脑缺血发作、缺血性脑卒中或冠心病史，且总胆固醇高于 5 毫摩/升的患者采用他汀类药物治疗。

对吸烟者建议：戒烟，减少被动吸烟的危害。

对饮酒者建议：不提倡以少量饮酒来预防心脑血管病；饮酒适度，不要酗酒。

对颈动脉狭窄患者建议：对无症状性颈动脉狭窄患者首选阿司匹林等抗血小板药或他汀类药物治疗；对于重度颈动脉狭窄（＞70％）的患者，可以考虑行颈动脉内膜切除术或血管内介入治疗术。

对肥胖者建议：提倡健康的生活方式和良好的饮食习惯，减轻体重。

（余　静）

65. 心脏病也和脑卒中有关吗

在患者心目中，心脏病与脑卒中似乎是风马牛不相及的两个系统疾病。但事实是心脏病是脑卒中的常见危险因素，冠心病、心房纤颤、心功能不全都与脑卒中的发生息息相关。据统计，冠心病患者的缺血性脑卒中发生率高于无冠心病患者近 5 倍。心脑血管系统本是一个体系，当心脏输出血量和循环血量减少时，脑部的血液供应也相对减少，这就增加了其发生脑卒中的危险。另外，心脏的栓子脱落是脑栓塞的主要原因，且容易反复发作。故目前认为，心脏病特别是房颤，是缺血性脑卒中的主要危险因素。

脑栓塞主要是由房颤引起的，当心房颤动时，心房收缩功能减弱，心房中的血液无法完全被泵出，而淤滞在心房内，逐渐凝结成块，形成血栓。如果血栓随血液进入脑部血管，就很容易堵塞在血管狭窄处，阻断脑部供血，导致脑卒中发生。所以说房颤是因、脑卒中是果，血栓形成就是罪魁祸首。而阻止血栓形成，抗凝治疗是唯一选择。

被诊断为房颤的患者，首先要问自己的问题是：我患脑卒中的风险有多高？该不该吃抗凝药？对照"脑卒中风险分层评估表"来算算自己的得分就能知道，这个评估表的总分是 6 分，其中心力衰竭、高血压、年龄≥75 岁、糖尿病各占 1 分，先前曾有脑卒中或短暂性脑缺血发作或全身性栓塞占 2 分，得分越高脑卒中的风险也就越大。如果得分≥2 分，为具有中-高度脑卒中风险患者，应长期口

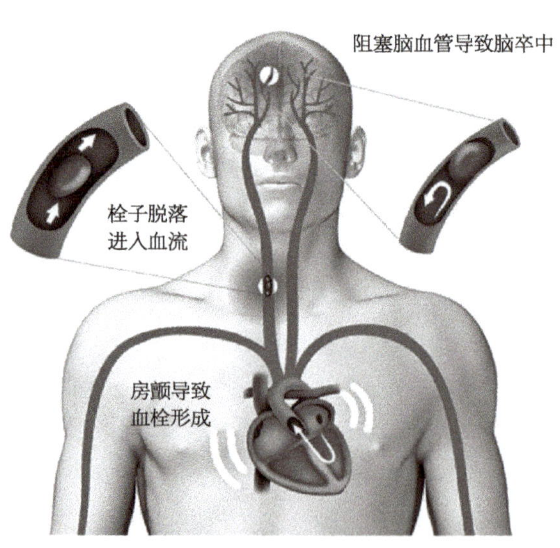

▲ 房颤是脑卒中的重要危险因素

服抗凝药治疗。若房颤患者评分为 1 分，优先考虑抗凝治疗，也可应用阿司匹林治疗。评分为 0 分时一般无需抗栓治疗。

（余　静）

● 脑卒中风险分层评估表

危 险 因 素		计分
C（Congestive heart failure）	充血性心力衰竭	1
H（Hypertension）	血压持续高于 140/90 毫米汞柱或接受抗高血压药物治疗	1
A　（Age）	年龄大于 75 岁	1
D（Diabetes Mellitus）	糖尿病	1
S$_2$（Prior Stroke or TIA）	既往脑卒中或短暂性脑缺血发作病史	2
得分（最大可能分为 6 分，0~1 分低危，2~3 分中危，4~6 分高危）		

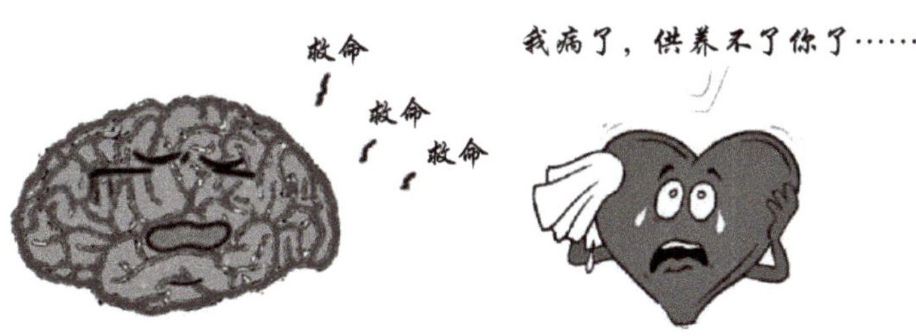

66. 脑卒中高危人群会有哪些预警信号

脑卒中高危人群同样也是心血管病的高危人群，所以关注脑卒中高危人群的脑血管病症状同时，也应该关注心血管病的伴随症状。以下是十大预警信号和症状。

（1）经常感到心慌、胸闷。

（2）劳累时感到心前区疼痛或左侧背部放射痛。

（3）晨起时如果一下子坐起，感觉胸口特别难受，心跳得很快。

（4）喝酒、进食后胸骨后憋胀得厉害，有时冒冷汗。

（5）晚上睡觉胸闷难受，不能平躺。

（6）情绪激动时心跳很快，有明显胸部不适感。

（7）走路稍久或稍快，就胸闷气喘、心跳加快。

（8）胸部偶有刺痛，一般 1～2 秒钟即可消失。

（9）爬楼或做一些原本很容易的活动，感到特别劳累，需歇几次才能完成，且感到胸闷气短。

（10）浑身无力，不愿说话。

如果身边的亲人存在以上问题之一，建议尽早寻找专业的心血管专科医师咨询帮助。

（朱鑫璞）

—— 专家简介 ——

朱鑫璞

朱鑫璞，上海市虹口区脑血管病诊疗中心副主任，上海市第四人民医院门急诊办公室主任。中国卒中学会脑血管病高危管理分会委员兼副秘书长，中国老年医学学会脑血管病分会青年委员。长期从事脑血管病的临床医疗，擅长脑血管病人群的一级预防和二级预防、急性期的救治、卒中后抑郁和痴呆的规范诊疗，以及睡眠障碍、头晕头痛等诊断及治疗。

67. 吸烟与脑卒中有关吗

俗话说："饭后一支烟，赛过活神仙。"殊不知，吸烟可以引起多种疾病，其危害也是无穷。

一支香烟含有的主要成分有以下几种。

（1）尼古丁：尼古丁是一种与海洛因、可卡因一样容易上瘾的化学物质，吸烟时，尼古丁只需 10 秒钟就可进入大脑，使心跳加快，增加患心脏病的危险；同时在不吸烟时引发脱瘾症状。

（2）一氧化碳：这种有害气体会损害血管内壁，导致动脉粥样硬化加重，脂肪沉积在血管壁上，加重血管阻塞，增加心脏病爆发的可能性。

（3）焦油：焦油中含有很多致癌物质和其他化学物质，包括丙酮、砒霜、氨以及其他 4 000 种有害物质与致癌物质。

在这些有害物质的作用下，可以出现血管痉挛、心跳加快、血压升高，还可以加速动脉硬化并促进血小板凝集，使血液凝固性和黏稠度增高，以致血液流动缓慢，为脑卒中的发生创造条件。

值得注意的是有研究表明：抽过烟但后来戒烟的人，其因肺癌死亡的概率比持续抽烟的人低很多，尤其是很早就戒了烟的人。整体而言，从 1950 年代到 1990 年代的戒烟运动，已降低了一半因抽烟而得肺癌的人数。戒烟同时也有效地减少心脑血管事件的发生。

总之，吸烟对身体健康危害甚大。吸烟不仅害己，也危害他人，为了自己、周围的亲人与朋友的健康，让我们坚决地对香烟说："不。"

（张桂运）

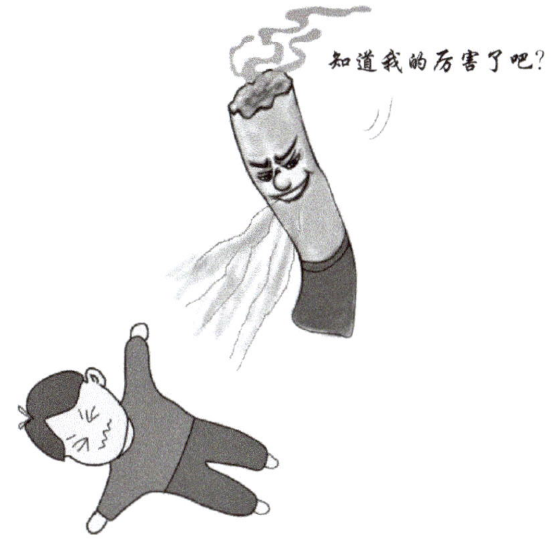

—— 专家简介 ——

张桂运

张桂运，医学博士，上海交通大学附属第一人民医院神经外科副主任医师，上海市医学会脑卒中专科分会青年委员，上海市医学会神经外科专科分会脑血管病学组委员。擅长颅内动脉瘤、脑动静脉畸形、颈内动脉海绵窦瘘、硬脑膜动静脉瘘、脊髓血管畸形、硬脊膜动静脉瘘、髓周动静脉瘘、颈动脉狭窄支架植入术，以及超早期动脉内溶栓、取栓等治疗。

68. 肥胖者更容易发生脑卒中吗

有关研究资料证实，肥胖症与脑卒中的发生有一定的关系。在肥胖程度相同的情况下，男性腹型肥胖者发生脑卒中的危险性增加 3～5 倍，女性腹型肥胖者发生脑卒中的危险性比外周型肥胖大大增加。在我国，男性肥胖是脑梗死的危险因素之一，男性肥胖者脑出血发生率是非肥胖者的 3.6 倍，女性肥胖者脑出血发生率是非肥胖者的 1.7 倍。其发生原因是由于肥胖者血液中脂类增加，导致动脉粥样硬化，使血管弹性减弱，进而形成高血压病，导致脑梗死与脑出血的发生。避免肥胖，应该做到饮食科学规律、坚持运动。

饮食方面要做到：①避免吃得太多。我们从食物中所得到的能量如果超过消耗的能量，过剩的能量即转化为脂肪，累积在脂肪细胞而形成肥胖。②避免肥胖要从小做起。成人后脂肪细胞不会再增多而只会增大，所以要从小控制体重。③注意不同年龄段新陈代谢的变化。人到中年后由于新陈代谢率降低易发胖；营养不均，只吃肉类和"垃圾食品"，不吃水果蔬菜，也会使新陈代谢率降低而易肥胖。

坚持运动是避免肥胖的有效手段。不同年龄段人群应该注意运动的强度和运动时间。以保健为目的的运动一般主张有氧运动，比如长跑、游泳、快步走都是比较理想的运动方式。

（张桂运）

二、及时发现

69. 缺血性脑卒中的发病原因有哪些

缺血性脑卒中也叫脑梗死或脑梗塞，是由于供给大脑营养的血管闭塞，导致该血管供应的大脑区域缺血缺氧坏死，从而出现这部分大脑区域支配的身体功能障碍，如说话含糊、偏身无力麻木等。

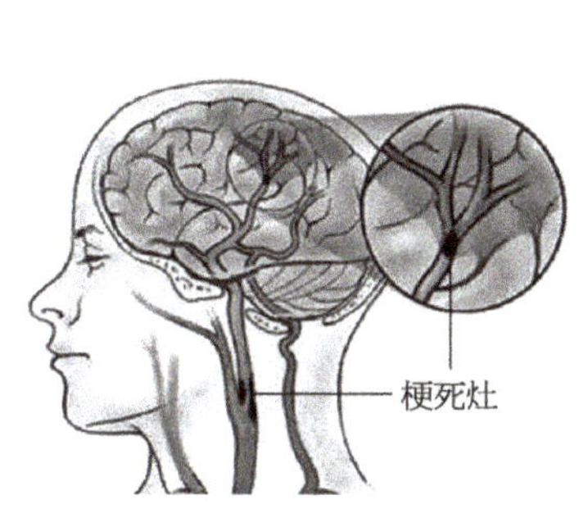

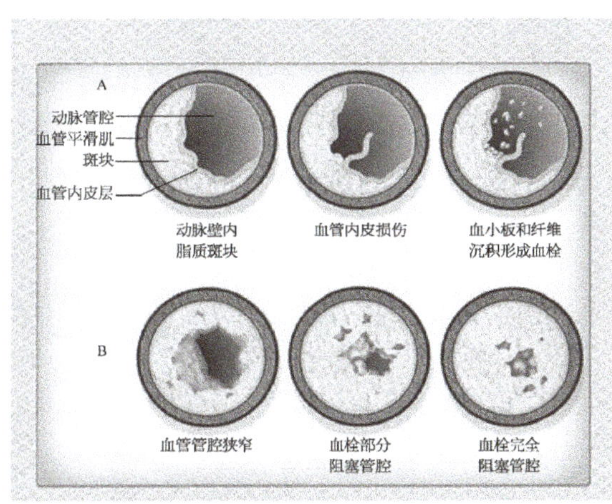

▲动脉粥样硬化发展历程：血管横断面

那么什么原因会导致缺血性脑卒中呢？目前认为导致缺血性脑卒中的主要原因如下。

（1）血管壁本身的病变，最主要的原因就是动脉粥样硬化。高血压、血脂异常、糖尿病等原因逐渐破坏了血管内皮功能，导致脂质在血管壁上沉积形成斑块，血管的内腔逐渐狭窄。如果脂质进一步堆积，会导致血管内皮损伤，引起血小板和纤维聚集形成血栓而导致急性血管闭塞。如果脂质慢慢堆积，也可以导致血管的慢性闭塞。

（2）血液成分改变。真性红细胞增多症、高黏血症、高纤维蛋白原血症、血小板增多症等疾病导致血液中的成分增多（如红细胞、纤维蛋白原、血小板），血液变得黏稠，容易形成血栓堵塞血管。

（3）血流动力学不稳定。当患者有心脏功能差，泵血能力不足，或者血压过高或过低等情况，都可能导致脑血流量下降，血液流动缓慢，诱发血栓形成。

（丁宏岩）

—— 专家简介 ——

丁宏岩

丁宏岩，复旦大学附属华山医院神经内科副主任医师，医学博士。上海市医学会脑卒中专科分会青年委员会副主任委员，上海市康复医学会神经康复专业委员会常务委员。主要从事脑血管病，尤其是脑出血和颅内静脉窦血栓形成的研究。

70. 什么叫"腔梗"

"腔梗"即腔隙性脑梗死，是以血管闭塞不同分类的缺血性脑卒中的一种。

大脑的血管供应主要分为两个系统：前循环系统和后循环系统，前循环系统包括双侧的颈内动脉，后循环系统包括椎-基底动脉。前循环供应大脑前 3/5 的血液，后循环供应大脑后 2/5 的血液。

不同的血管闭塞会出现不同的症状。

（1）完全前循环脑卒中：是指一侧前循环血管完全闭塞所出现的症状，包括：①偏身无力、偏身感觉障碍、双眼同向偏盲（俗称"三偏"）；②如果为优势半球损伤（多为左侧大脑半球）可出现失语，非优势半球损伤可出现定向障碍。

（2）部分前循环脑卒中：是指前循环部分血管闭塞，症状类似完全前循环脑卒中，但不出现所有症状，比如仅出现"三偏"症状中的两种，或只有失语而没有其他症状。

（3）后循环脑卒中：是指椎-基底动脉系统闭塞，可以完全或者不完全，症状可以有：①交叉性瘫痪，即一侧身体瘫痪，另一侧面部肌肉瘫痪；②头晕、行走不稳；③严重者可以出现双侧肢体无力，伴意识障碍。

（4）腔隙性脑梗死：是由于大脑小血管闭塞引起的症状。由于血管较小，供应的大脑组织有限，故症状一般比较轻，仅出现一侧肢体轻度无力或者一侧肢体轻度麻木或走路稍稍不稳。

（丁宏岩）

71. 什么叫"心源性脑卒中"

医生对患者进行一系列检查后，可以检查出不同的原因导致缺血性脑卒中，所以也可以进行病因分类。"心源性脑卒中"是其中的一种。

（1）大动脉粥样硬化性脑卒中。颅内外的大血管包括颈动脉、大脑前动脉、大脑中动脉、大脑后动脉、椎动脉和基底动脉。通过脑血管检查发现病变侧大血管狭窄程度≥50％，磁共振检查发现病灶直径≥1.5厘米，则考虑为大动脉粥样硬化导致的缺血性脑卒中。

（2）心源性脑卒中。这是由于心脏疾病，如心脏瓣膜病变、心房颤动、感染性心内膜炎等，在心脏形成血栓，血栓脱落后随着血流进入大脑堵塞血管。医生需要通过心电图、心脏彩超等"武器"来寻找这些"犯罪分子"。

（3）穿支动脉闭塞性脑卒中。头颅磁共振检查发现患者病灶＜1.5厘米，并且脑血管检查没有发现颅内外大血管狭窄，则考虑患者是由于小动脉（也称为"穿支动脉"）病变引起的脑卒中。

（4）其他原因所致的缺血性脑卒中。这种情况比较少见，包括血管炎、高凝状态、血液病、遗传性血管病等所致急性脑梗死，医生需要使用更多复杂的检查手段来识别这些病因。

（5）不明原因的缺血性脑卒中。医学不是万能的，由于目前医学技术和对疾病的认识还不全面，部分缺血性脑卒中患者并不能找到明确的病因，或者不能确定是哪一种病因。

不同的病因引起缺血性脑卒中复发的概率是不一样的，医生需要根据不同的病因给予患者不同的治疗方案。如果没有找到明确的病因，长期门诊随访是非常必要的。

（丁宏岩）

72. 短暂性脑缺血发作会自行恢复，不用理会吗

短暂性脑缺血发作，英文缩写为 TIA，是由于一过性脑部供血不足而出现的突发的、短暂的、可逆的神经功能缺损症状。短暂性脑缺血发作起病往往比较突然，一般症状持续数分钟，很少持续超过 1 个小时，症状可以完全恢复，没有后遗症，但可以反复发作。神经功能缺损症状包括口角歪斜、言语含糊、不能讲话或者讲错话、一侧肢体麻木无力、头晕、行走不稳、视物不清或看东西有双影等。

短暂性脑缺血发作的原因跟缺血性脑卒中很像，包括动脉粥样硬化、心脏疾病、血流动力学改变、血液成分改变等。人体是个神奇的系统，血液中有促进血栓形成和溶解血栓的两套系统，在正常情况下，这两套系统相互协作，保持平衡。当血栓堵塞了脑血管，出现神经功能缺损的症状，这时身体就得到了"警报"，会

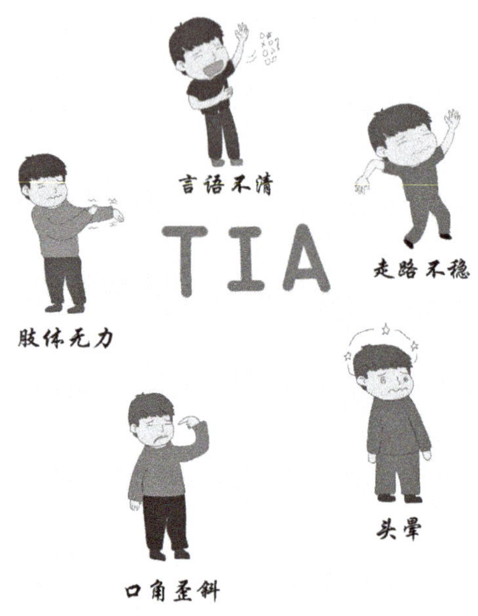

▲ 短暂脑缺血发作常见症状

让溶解血栓的系统来"抢救"。如果短时间内"抢救"成功，血栓溶解了，那么症状就会消失，我们就称之为短暂性脑缺血发作；但如果"抢救"不成功，血栓一直堵塞血管，那么相应的脑组织就会完全缺血坏死，出现持久的症状，我们就称之为缺血性脑梗死。

那么，短暂性脑缺血发作是不是就不用理会了呢？答案是否定的。研究表明，在发生过短暂性脑缺血发作的患者中，有 30％ 的人在 1 个月内发生了缺血性脑卒中。虽然短暂性脑缺血发作后症状会完全消失，但它是一个"警钟"，在提醒你：有很大可能性会发生缺血性脑卒中。因此，当出现短暂性脑缺血发作后，应该立即到医院检查，查找病因，并接受药物治疗，预防缺血性脑卒中的发生。

（丁宏岩）

73. 短暂性脑缺血发作和动脉狭窄有什么关系

脑梗死是目前发病率极高的常见疾病之一，在日常生活中，人们常常把脑梗死和动脉狭窄联系在一起。那么，作为脑梗死中一种特殊类型的短暂性脑缺血发作（TIA）与动脉狭窄又有怎样的关系呢？

要解答这个问题，首先要明确短暂性脑缺血发作的特点。短暂性脑缺血发作是指脑血管病变引起的短暂性、局限性脑功能缺失或视网膜功能障碍,临床症状一般持续 10～20 分钟,多在 1 小时内缓解,最长不超过 24 小时。临床症状与脑梗死相似,主要表现为一过性黑矇、眩晕、站立或行走不稳;一过性单侧肢体无力、言语含糊等。具有突发突止、反复发作、每次发作形式相似等特点。

短暂性脑缺血发作的常见原因是动脉粥样硬化,即颈动脉壁形成斑块,当这些斑块增大或破裂时,就会造成颈动脉狭窄或栓塞,使远端灌注压下降,导致短暂性脑缺血发作或急性脑梗死。而大动脉的粥样硬化斑块坏死部分脱落,在血液中形成微栓子,堵塞远端的小血管,也会造成短暂性脑缺血发作。除此之外,心脏疾病造成的栓子、急速的头部转动或颈部屈伸导致的血流动力学改变、盗血综合征、血液成分的变化,也都可以引起短暂性脑缺血发作。可见,尽管动脉狭窄是短暂性脑缺血发作的重要病因,但不是所有的短暂性脑缺血发作都由动脉狭窄导致。

那么,动脉狭窄一定会引起短暂性脑缺血发作吗? 显然,答案也是否定的。首先,我们需要明确狭窄的动脉是不是造成短暂性脑缺血发作的主要责任血管。通过磁共振、CT 血管成像/磁共振血管成像等检查,若发现颈动脉狭窄导致的缺血部位与发作时的症状不符合,那么这可能是两种疾病,颈动脉虽然狭窄,但并不引起症状。其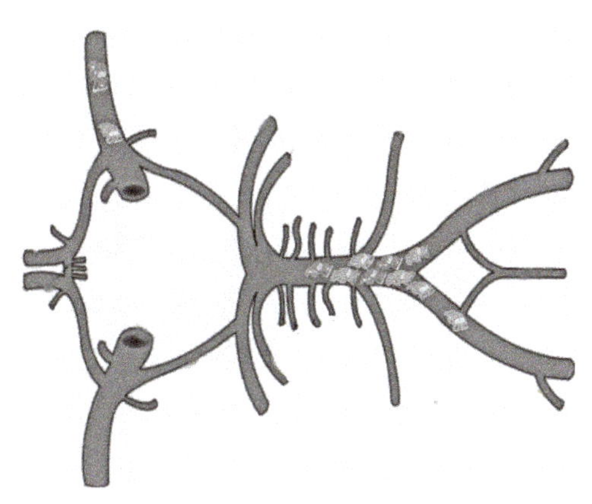次,还需要评估血管狭窄的程度。轻、中度颈动脉狭窄可无临床症状,重度颈动脉狭窄则很有可能会造成短暂性脑缺血发作或急性脑梗死。

(丁宏岩)

74. 短暂性脑缺血发作是"脑梗"吗

脑梗死是指脑部血液供应障碍,缺血、缺氧引起的局灶性脑组织坏死和软化的一大类疾病。根据缺血时间,可将其分为:①短暂性脑缺血发作,症状、体征持续时间＜24 小时;②可逆性缺血性神经功能损害,症状、体征持续＞24 小时,＜3 周;③小卒中,症状、体征持续＜1 周;④大卒中:症状、体征持续＞1 周。

可见,短暂性脑缺血发作实为脑梗死中的一型。尽管只有非常短暂的"行走不稳、说话不清、手脚不利"等症状,但这也是急性脑梗死发作的先兆。虽然 CT、磁共振检查等常无责任病灶,但临床经验显示,大概有 1/3 未经治疗的短暂性脑缺血发作患者将会发展成为急性脑梗死。因此,发现症状后及时诊治非常关键。

(丁宏岩)

75. 脑卒中后为什么会说不出话来

很多脑卒中患者发病后不能说话或者言语不利、不能与家人正常交流沟通,家属往往非常着急。这种情况医学上称为"失语"。

失语就是由于脑损害引起了患者的语言能力丧失或受损。语言表达或理解障碍目前国内常用的分类方法有四种。

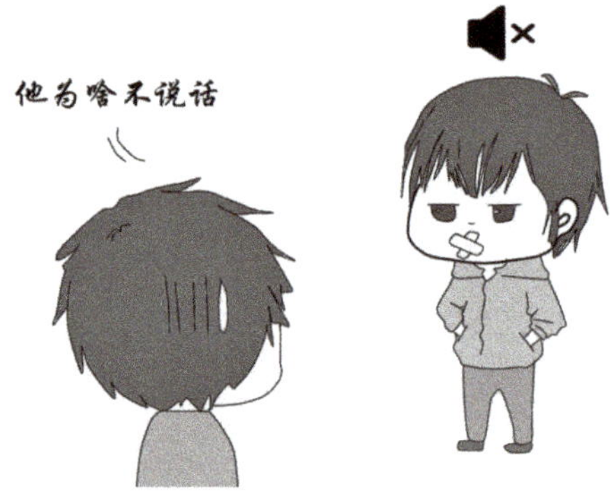

(1)外侧裂周失语症(有复述障碍的失语症)。包括 3 种分类:①Broca 失语。临床特征为口语表达障碍最突出,口语理解相对好,复述不正常,但比自发谈话好些,跟着学稍好,命名困难,朗读困难,书写不正常。②Wernicke 失语。临床特征为自发言语流畅,有错误,对错误不能改正,听说和书面言语理解很差,口语为典型的流利型,错误、赘语、空话,口语理解严重障碍为此失语的特点,复述严重障碍,命名时找词困难,书写障碍以听写严重受损为特点。③传导性失语。临床特征为自发谈话为流利型,听理解正常或近乎正常,复述不成比例地受损。

(2)分水岭区失语综合征(无复述障碍的失语症)。包括 3 种分类:①经皮质运动性失语。临床特征为口语表达为非流利型失语,口语理解较好,复述好,命名障碍,列名障碍最严重,阅读障碍中朗读困难而阅读理解相对好,书写常有严重障碍,听写和自发书写严重障碍,大多有右侧偏瘫。②经皮质感觉性失语。临床特征为流利型失语,听理解障碍严重,命名有严重障碍,一般均有书写障碍;由于患者口语可夸夸其谈,却不能表达意思,此型易诊为精神病。③经皮质混合性失语。临床特征为复述好和系列言语好,其他语言功能均严重障碍或完全丧失,口语表达为非流利型,口语理解严重障碍,命名严重障碍或完全不能,阅读、书写严重障碍或完全不能,神经系统体征可无。

（3）完全性失语。亦称混合性失语。特点是所有语言功能均严重障碍或几乎完全丧失。口语表达严重障碍,口语理解有严重障碍,复述和命名完全不能,阅读和书写完全不能或几乎完全不能;常有严重神经系统特征,所有言语功能严重障碍。

（4）命名性失语,又称健忘性失语。表现为找词困难,命名不能。

对失语患者,需要医护人员和家属,更加耐心地与患者交流,像教小孩子讲话一样,从简单的字词开始,一点一滴地重新树立起患者的信心。要鼓励患者勇于"张口",切不可简单粗暴地呵斥患者。

（段　淏）

— 专家简介 —

段　淏

段淏,上海交通大学附属第六人民医院神经内科副主任医师,医学硕士。上海市医学会神经内科专科分会青年委员。长期从事脑血管病的基础与临床研究,对脑血管疾病的诊治有丰富的临床经验。

76. 短暂性脑缺血发作有哪些特征性表现

有时候,家属会发现一些老年人一会儿明白一会儿糊涂;一下子手脚不能动了,过一阵子又好了;或者突然说不出话了,几分钟后又没事了。有些人往往会以为这是因为年纪大了,"老糊涂"了,还会以"难得糊涂"为由一笑置之。其实,遇到这种情况,应该及时就医。因为,患者很可能是患了短暂性脑缺血发作。

短暂性脑缺血发作(TIA)是颈动脉或椎-基底动脉系统发生短暂性血液供应不足，引起局灶性脑缺血导致突发的、短暂性、可逆性神经功能障碍。发作持续数分钟，通常在 30 分钟内完全恢复，超过 2 小时者常遗留轻微神经功能缺损表现，或 CT 及磁共振显示脑组织缺血征象。

源于颈内动脉系统血供不足的短暂性脑缺血发作，最常见的症状为单瘫、偏瘫、偏身感觉障碍、失语、单眼视力障碍等，亦可出现同向性偏盲等。主要表现为单眼突然出现一过性黑矇，或视力丧失，或白色闪烁，或视野缺损、复视，持续数分钟可恢复。对侧肢体轻度偏瘫或偏身感觉异常，优势半球受损，出现一过性的失语或失用、失读、失写，或同时面肌、舌肌无力，偶有同侧偏盲。其中单眼突然出现一过性黑矇，是颈内动脉分支眼动脉缺血的特征性症状。短暂的精神症状和意识障碍偶亦可见。

椎-基底动脉系统短暂性脑缺血发作主要表现为脑干、小脑、枕叶、颞叶及脊髓近端缺血，神经缺损症状。最常见的症状是一过性眩晕、眼震、站立或行走不稳。一过性视物成双或视野缺损等。此外还有一过性吞咽困难、饮水呛咳、语言不清或声音嘶哑，一过性单侧或双侧肢体无力、感觉异常，一过性听力下降、交叉性瘫痪、轻偏瘫和双侧轻度瘫痪等。少数可有意识障碍或猝倒发作。

（段　湨）

77. 如何早期发现脑动脉硬化

脑动脉硬化是老年人群中很常见的疾病，是以进行性脂质沉积、纤维组织增生和炎性细胞浸润为特征的，累及全身大、中型弹性和肌性动脉的慢性疾病在脑供血动脉系统中的表现。当出现以下情况时，应该警惕是否为脑动脉硬化。

早期脑动脉硬化，由于大脑的功能减退，可产生类似神经衰弱的临床表现，出现高级神经活动障碍、大脑功能失调等一系列症状。常表现为头痛、头晕、耳鸣、眼花、肢麻、震颤、失眠、遗忘，并有思维迟钝，理解、判断、分析、计算能力下降，注意力不集中，工作效率差，情绪不稳，抑郁烦躁，易急易怒，哭笑无常。少数伴有自主神经功能失调，如心悸、手足发凉等。

随着病情的进展，出现精神症状和人格改变：淡漠、漫不经心、稚气、不讲卫生、话多、重复语言、啰嗦或言语减少、嫉妒等，亦可出现幻觉、妄想、恐惧、躁狂、抑郁、虚幻症等。

此外还有一些比较特殊的表现，如表情呆滞、构音困难、饮水呛咳、声音嘶哑或不能伸舌；肌张力增高、运动减少、不自主震颤三联征；肌张力增高、呈铅管样强直，肢体静止性震颤，面具脸等。

皮质下动脉硬化性脑病的主要病理改变是由于小动脉缺血所引起的多发性灶性硬化，临床表现为缓慢进展的智能衰退、皮质盲、抽搐发作、言语障碍、淡漠、步态不稳、不自主运动等。

腔隙性脑梗死是一种多发、微小的缺血性坏死，为高血压性脑动脉硬化所致脑血管病变中最常见的病理改变。一般不引起临床症状，如果病变累及要害部位，可产生假性球麻痹伴肌力增高、锥体束征伴同侧小脑性共济失调、单纯偏瘫等症状。

所以，应该提高警惕，尽早加强对脑动脉硬化的预防和早期诊断。

（段　淏）

78. 突然看不见、看不清，怎么回事

刘先生今年 70 岁，在熬夜打完牌回家时，突然看不见左边的物体，一头撞在了门框上，脸都磕青了。刘先生以为是打牌时间太长、眼睛劳累所致，便没太在意。跌跌撞撞回家后，家人为了稳妥起见，坚持带刘先生来到医院，看看是不是得了什么眼疾。

经眼科医生检查，初步判断不是眼科疾病，建议刘先生转诊神经内科。根据他的症状，神经内科医生初步怀疑是脑卒中惹的祸。果然，经脑部磁共振检查发现，其视野中枢上有一个梗死灶，刘先生视野缺损正是因为脑梗死导致双眼同向偏盲。通过治疗，刘先生的脑梗死得到控制，视野也有所恢复。

其实，刘先生的视野突然丧失主要是脑梗死、眼动脉受累时的失明。人的视觉传导通路由 3 级神经元组成。第 1 级神经元为视网膜的双极细胞。第 2 级神经元是节细胞，其轴突在视神经盘处集合向后穿巩膜形成视神经。视神经向后经视神经管入颅腔，形成视交叉后，延为视束。第 3 级神经元的胞体在外侧膝状体内，它们发出的轴突组成视辐射，经内囊后肢，终止于大脑距状沟周围的枕叶

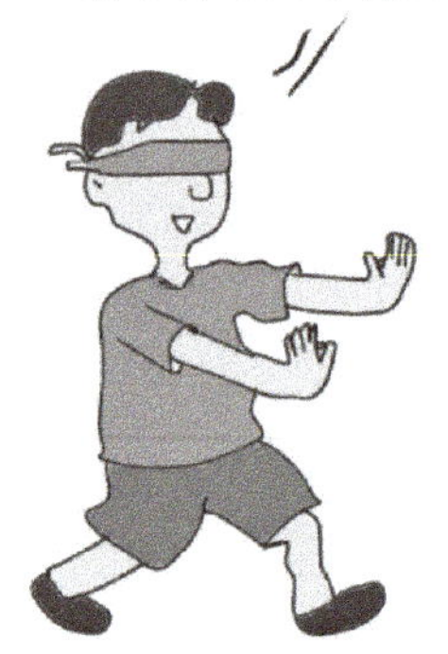

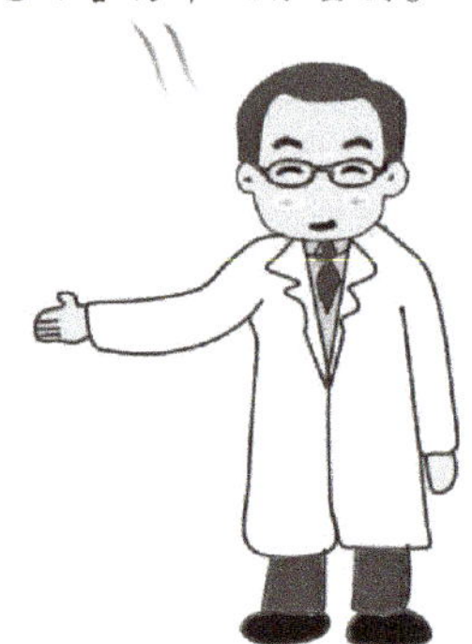

皮质(视区)。由于脑卒中会导致视觉中枢的损害,所以出血性或梗死性的脑卒中都可能会对视觉传导通路造成影响,从而引起视觉障碍,根据损害部位的不同可出现不同的视野缺损或偏盲。

人们往往认为只有出现偏瘫才是中风的征兆,其实中风有"三偏",即偏瘫、偏身感觉障碍和偏盲。当脑梗死的部位发生在视觉中枢的时候,患者就会出现视物异常、视野缺损等症状。一旦发现自己突然出现视物不清、视力下降、一过性黑矇、视野缺损时,千万要注意,这可能是脑卒中的表现,应该及时到医院检查,以便赢得最佳的治疗时间。

(段 淏)

79. 一侧颜面、肢体麻木是中风了吗

临床上有时候会遇到这样的患者:能说能动,就是感觉颜面部和肢体麻木。患者常常认为自己是得了颈椎病,无关大碍。其实这时候,应该及时到医院进行完善的检查,警惕中风,即脑卒中的可能。

与脑卒中有关的颜面部、肢体麻木常见的有以下三种。

(1)内囊损害:这种最常见,临床表现为病灶对侧颜面、颊黏膜、舌、躯干,及上、下肢等部位痛、温、触觉减退或缺失,与运动障碍、视野障碍合称为三偏征(对侧偏瘫、偏身感觉障碍、同侧同向偏盲)。上肢位置觉障碍突出,上、下肢远端较近端感觉障碍突出,痛、温觉障碍较深感觉障碍严重。

(2)脑干损害:脑桥上部和中脑损害时,可出现受损平面同侧面部和对侧肢体感觉、运动障碍。

(3)丘脑损害:病灶对侧面部及躯体的偏身深、浅感觉减退或缺失,以深感

觉和触觉障碍为著，痛、温觉障碍较轻。特征性的感觉障碍为偏身自发性疼痛，即丘脑痛，常为发作性剧痛或持续性刺痛或持续痛，呈发作性加剧，可因各种刺激（如摩擦、压迫、寒冷、声响等）而使疼痛加重。

躯体感觉障碍往往是脑卒中的临床表现，需要及时就医，以便尽早采取有效措施控制病情，减轻后遗症。

（段　淏）

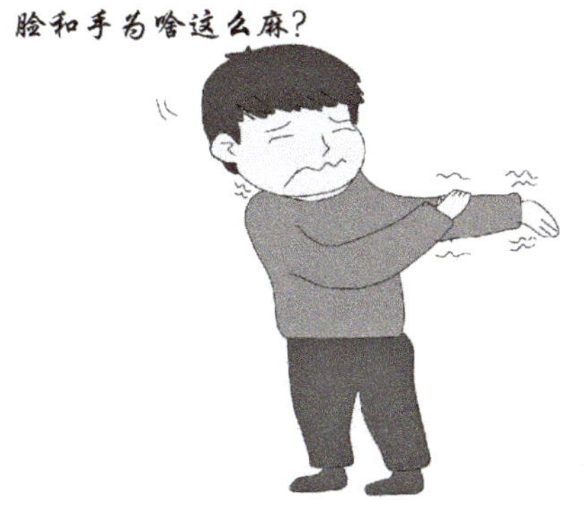

80. 嘴歪，一定就是中风吗

经常有患者惊慌失措到医院就诊，忙不迭地跟医生说："医生，我嘴巴歪了，中风了，快帮我看看！"嘴歪，就一定是中风吗？其实不然。嘴歪，主要是双侧面部不对称，一边嘴角高，另一边嘴角低，嘴角低侧鼓腮漏气，还会伴有流涎，在进食、漱口时尤为明显。这通常是面神经受损的表现，俗称"歪嘴巴""吊斜风"，专业术语是"面神经瘫痪"。

面神经瘫痪有"周围性面瘫"和"中枢性面瘫"之分，周围性面瘫主要是脑桥面神经核团或其发出的面神经受累，而中枢性面瘫主要是核上性瘫痪，累及中枢大脑皮质或皮质脑干束。两者均影响颜面部的下部分表情肌，表现为口角歪斜

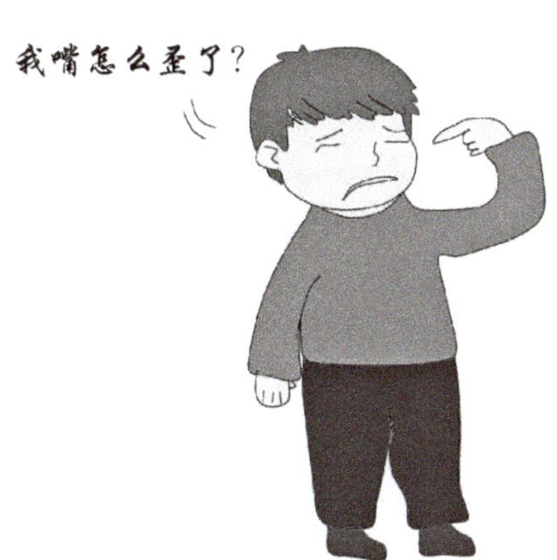

和鼓腮不能。区别在于周围性面瘫还累及颜面部的上部分表情肌，出现一侧闭眼不能和抬头纹消失；而中枢性面瘫上部分颜面部正常，即双侧抬头纹对称且闭眼有力。引起面神经损害的原因很多，例如肿瘤、炎症、脑卒中、外伤等，如累及面神经的皮质中枢、皮质脑干束、面神经核团及其通路时均会出现面瘫。

当患者出现嘴歪时，首先要鉴别是周围性面瘫还是中枢性面瘫。当突然出现中枢性面瘫或周围性面瘫，同时伴有头晕头痛、肢体麻木乏力、行路不稳等其他症状时，如为老年人或有血管高危因素如糖尿病、高血压、血脂异常或心脏病者，需高度警惕发生脑卒中可能，可进一步行头颅 CT 或磁共振检查以明确诊断，并排除感染、肿瘤等病因。而当检查发现是周围性面瘫、无其他伴随症状且无血管高危因素时，则最可能是面神经炎，主要是受凉、病毒感染等导致面神经缺血受损，有一定的自愈性，经抗病毒、激素、营养神经以及康复治疗一般预后良好。

（曾丽莉）

—— 专家简介 ——

曾丽莉

曾丽莉，上海交通大学医学院附属瑞金医院神经内科副主任医师。中国卒中学会脑血流与代谢分会委员，中国卒中学会免疫学分会委员，中国老年学学会老年医学分会老年神经病学专家委员会委员，上海市医学会脑卒中专科分会青年委员。参加"脑卒中的二级预防""脑卒中的遗传基础研究""卒中单元建立的模式"等多项"863"计划，集中研究缺血性脑血管病诊断的新型生物学标记及作用机制。

81. 颈动脉有斑块就一定会中风吗

颈动脉斑块是颈动脉粥样硬化的表现，常见于老年人或有血管高危因素如高血压、糖尿病、血脂异常、长期吸烟者。它好发在颈总动脉分叉处，使动脉壁变硬并发生管腔狭窄。动脉粥样斑块中有大量脂质聚集，浸润的脂质主要来源于低密度脂蛋白，且当内皮损伤时，血小板易聚集在损伤部位形成血栓。

研究表明，有颈动脉斑块者比无斑块者脑卒中风险增高，特别是不稳定斑块或伴附壁血栓形成，容易脱落随血流移行引起脑血管堵塞而发生脑梗死。颈动脉斑块致管腔严重狭窄＞70％者，也易致脑血流灌注不足，形成脑分水岭区梗死。但这不代表有了斑块就一定会发生中风，有了斑块也不必惊慌，正确识别高卒中风险斑块，给予生活方式改变、高危因素控制，合理使用他汀类药物以及抗血小板聚集药，对狭窄＞70％的颈动脉斑块评估后实施剥脱术或支架植入术，可大大降低颈动脉斑块致脑卒中的发生率。

（曾丽莉）

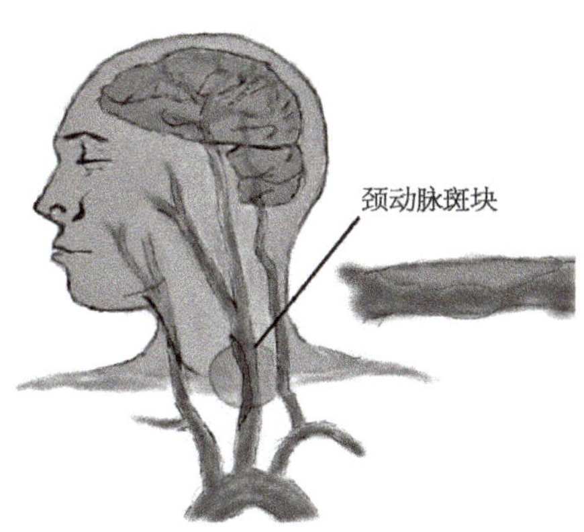

三、检查和救治

82. 发现脑卒中，如何拨打"120"电话

脑卒中是急症，早发现和早治疗是降低脑卒中致残和致死率的重要策略。溶栓治疗是目前急性脑梗死最有效的治疗方法，但它必须在发病后 4.5 小时内使用，且越早使用其治疗效果越好，不良反应越小。这就要求大家能尽快地发现脑卒中，并在最短时间内抵达有溶栓资质的医院。

有个"中风 1－2－0"口诀可帮助大家自我判别。"1"：看 1 张脸，对着镜子笑一笑，发现脸部不对称，有口角歪斜；"2"：查 2 只胳膊，将两手平举，出现单侧胳膊无力下落；"0"：（聆）听语言，言语不清，表达困难。如突发有上述任何症状，就高度警示可能发生脑卒中了。

这时不要惊慌，需赶快拨打"120"急救电话，让急救车送患者至最近的能进行溶栓的医院，进行更进一步诊断及治疗。千万不要存侥幸心理，以为休息一会也许会好；又或是打电话给家属、子女，等他们下班或赶来再赴医院就诊。

因为每延迟 1 分钟，就有 200 万的脑细胞死亡无法挽救。4.5 小时的中风救治黄金时间窗不容错过，越快识别脑卒中、越早抵达医院，才有越大的机会得到有效治疗。

（曾丽莉）

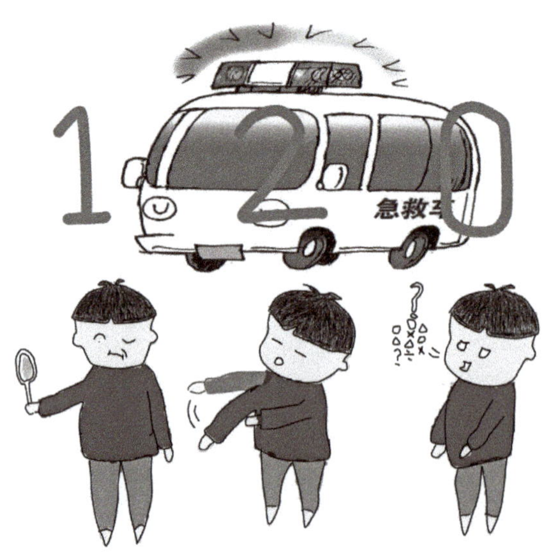

83. 在急诊室，如何配合医生完成脑卒中急救

当患者和家属抵达医院急诊室后，需积极配合医生完成急救。脑卒中治疗就是和时间赛跑，前半程院前靠自己早期识别以及救护大队护送，抵院的后半程就需要患者和家属充分信任医生，让医生在最短时间内通过病史询问、体格检查以及辅助检查等来判断是否发生了脑梗死，并且选择最适合的治疗方式。

其间，患者和家属不要紧张，认真听清医生的问题并准确回答，医生需要知道确切的发病时间、症状、既往病史以及药物使用情况，然后医生会给患者做神经系统的体格检查，并安排进一步的血液检查和头颅 CT 等影像学检查。一旦确定是在时间窗内的急性脑梗死，医生会评估是否适合做静脉溶栓。

所谓"静脉溶栓"，就是采用药物进行静脉注射，目的在于溶解堵塞血管的血栓。这种治疗是目前急性脑梗死救治最有效的方法，但它有发生出血的风险，每个人基础情况不一样，医生会根据具体情况评估并告知溶栓治疗获益和风险的比例。

如果判断患者是重要大血管堵塞，可能还会安排做血管造影，看是否采取动脉取栓的治疗。因为这种大血管堵塞引起的脑梗死残疾率和死亡率极高，且静脉溶栓很可能无法溶掉血栓，需要配合神经血管介入技术取出血栓。

目前，上海所有具备溶栓资质的医院都开启了脑卒中急救绿色通道，会给予疑似脑卒中的患者最快的最通畅的急救措施。一旦确定患者的病情需要进行静脉溶栓或桥接动脉取栓，医生需要家属签署该治疗方案的知情同意书，只有获得同意后才能进行治疗。脑梗死的急性期诊治需要病患、救护大队和医护人员的通力合作，只有相互信任、相互配合，才有可能在这场与生命赛跑的比赛中获得最终胜利。

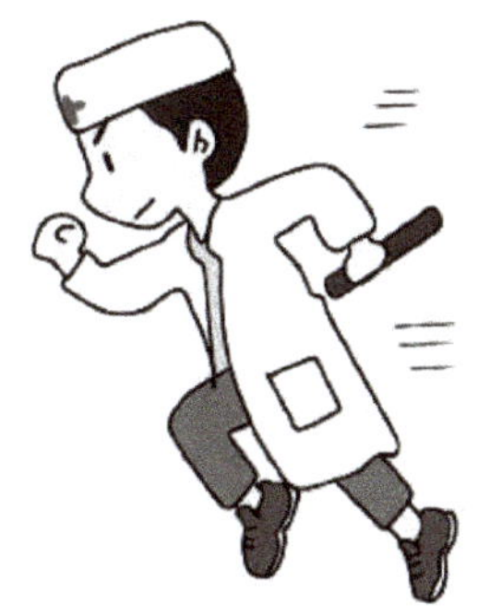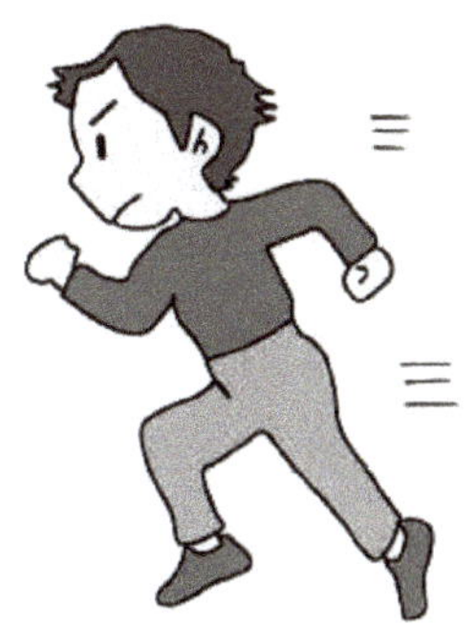

（曾丽莉）

84. 诊断缺血性脑血管病该做哪些检查

缺血性脑血管病即各种原因引起颅内外血管不通畅,导致脑组织血流减少而诱发的疾病,那么我们要做些什么检查来确定有没有得这个病呢?

首先,针对脑组织的检查包括以下四种。

(1) 平扫 CT:头颅 CT 可以比较快速地帮助排除脑出血和其他非血管性病变(如脑肿瘤),同时了解有无陈旧性脑梗死病灶,但无法发现新鲜的脑梗死病灶。

(2) 多模式 CT:灌注 CT 可区别可逆性与不可逆性缺血,因此可识别缺血半暗带,对指导急性脑梗死溶栓治疗有一定参考价值。

(3) 标准磁共振:标准磁共振可帮助了解有无急性梗死灶,精确度明显优于平扫 CT,可识别亚临床缺血灶,无电离辐射,不需碘造影剂。

(4) 多模式磁共振:包括弥散加权成像(DWI)、灌注加权成像(PWI)、水抑制成像和梯度回波、磁敏感加权成像(SWI)等。

其次,可对颅内外血管进行相应检查,有助于了解缺血性脑血管病的发病机制及病因,指导选择治疗方法。常用检查包括颈动脉血管超声、经颅多普勒(TCD)、磁共振血管造影(MRA)、CT 血管造影(CTA)和数字减影血管造影(DSA)等。其中,DSA 的准确性最高,是当前血管病变检查的"金标准",但主要缺点是有创性和有一定风险。

最后,需要了解导致血管不通畅的原因是什么,即经常所说的危险因素。所有患者都应做以下检查:血压、血脂、血糖、肝肾功能和电解质;心电图和心肌缺血标志物;血液常规,凝血酶原时间(PT)/国际标准化比值(INR)和活化部分凝血活酶时间(APTT);血氧饱和度、脑电图(怀疑痫性发作)等。

(魏　亮)

—— 专家简介 ——

魏　亮

魏亮,同济大学附属东方医院神经外科副主任医师,副教授,上海市卒中学会脑卒中专科分会出血性卒中规范化诊治学组成员,上海市浦东新区神经外科学会青年委员。擅长各种脑血管病的介入、手术治疗。

85. 诊断急性脑梗死的影像学检查有哪些

急性脑梗死是一种需要急诊治疗的疾病，需要在最短的时间内做出准确的判断和精准的治疗，所以各项检查应尽可能快速、简便、准确。早期影像学检查包括 CT、磁共振、CT 灌注成像、CT 血管造影等，依据不同患者的不同发病时间特点和医院的硬件条件，可选择相应的检查，对进一步精确诊治提供指导。

头颅 CT 是急性脑梗死的常规检查和首选检查手段；其在 CT 上表现为低密度影，但在早期不一定都能显示低密度改变，故其重要作用是排除脑出血；在使用药物溶栓前采用头颅 CT 排除颅内出血，是简便快捷的有效方法。

磁共振的弥散加权成像（DWI）在缺血数分钟后即可出现异常高信号，是最准确的诊断急性脑梗死病灶的技术。DWI 可区分缺血性脑卒中的新鲜病灶和陈旧病灶，起病 2 周内为高信号，之后逐渐降低，可利用这一特征很好地对位置相近的新老病灶进行鉴别。

CT 血管造影（CTA），对颅内外动脉狭窄情况的判断可靠性更高，是一种有效的脑血管病评估工具。急性脑梗死患者 CTA 如果发现存在颅内外大血管闭塞，往往预示静脉溶栓可能无效，可能需要血管内介入取栓治疗才能使患者获益。临床上，往往和 CT 灌注成像（CTP）同时进行。对于超时间窗的急性脑梗死患者或不明时间的急性脑梗死患者行 CTP 检查，可以判断患者经过溶栓或取栓治疗后是否获益，为个体化精准治疗提供影像学数据支持。CTP 同时可定量反映侧支循环的情况，侧支循环与卒中的复发、预后、溶栓疗效以及出血转化均密切相关，对于判断临床预后及进行下一步治疗均有一定的指导意义。

（魏　亮）

86. 诊断颅内外动脉狭窄该做哪些影像学检查

对颅内外动脉狭窄，除了医生的临床诊断，还需要相应的影像学检查判断有无狭窄和狭窄程度，其中包括颈动脉彩超、经颅多普勒（TCD）、CT 血管造影（CTA）、磁共振血管造影（MRA）和数字减影血管造影（DSA）等。

颈动脉彩超是检测颈部血管斑块最敏感的首选方法，作为一种无创、操作简单、无辐射的检查手段，不仅能动态检测颈部血管的血流状况，还可以清晰显示血管中膜是否增厚、有无斑块形成，以及斑块形成的部位、大小，是否有血管狭窄及狭窄程度、有无闭塞等情况，对缺血性脑血管病治疗及预后有重要指导作用。

经颅多普勒(TCD)可直接对颅内血管的流动状态进行观察,成为目前脑血管疾病诊断的重要手段之一。

CT血管造影(CTA)是一种无创性血管成像技术,其对颅内外动脉狭窄情况的判断可靠性较高,对颅内外血管狭窄的诊断既安全、方便、快速,又定性、定位明确,可作为有无颅内外血管狭窄筛查的一种有效方法。

磁共振血管造影(MRA)包括直接MRA与增强MRA(CE-MRA),二者各有优势。直接MRA不用对比剂,简便无创,成本低,对于显示血管非常有实用价值,已经成为临床不可少的检查方法。增强MRA出现血管狭窄的假象明显减少,血管狭窄程度的反映比较真实。故MRA可以多方位显示病变血管狭窄情况,可以精确地进行测量狭窄程度。

数字减影血管造影(DSA)是目前诊断脑血管病的"金标准"。通过DSA检查,能够准确地了解血管病变的数目、位置、大小、形态、与周围血管的关系,也可初步预测或了解疾病的发展。相比前几种检查,它的最大不足是有创性,存在一定的风险。

综上所述,颅内外血管狭窄的检查很多,每种检查均有其优缺点,临床医生会依据每个患者的具体情况选择不同的辅助检查。

(魏　亮)

87. 颅内外血管狭窄,放了支架后能做磁共振吗

近年来,发现颅内外血管狭窄的患者越来越多,同时进行颅内外支架植入的患者也越来越多。

磁共振(MRI)在一定强度的磁场内进行,由于存在强大的磁场和共振,有可能造成体内有磁金属发热,产生异常电流,或者对其产生吸引力,造成移位。所以,很多患者对颈动脉或颅内支架放置后的磁共振检查有较大的疑虑。

实际上,目前使用的支架多由镍钛合金、钴铬合金以及铂、金、钽等金属制成,多为弱磁性或无磁性金属,磁场对其产生的作用力十分微弱。同时,由于支架植入后能够被血管组织包裹,稳定性非常好,所以磁场力对其不会造成影响。而共振造成的升温通常也不超过1℃。一般情况下,支架植入6～8周以后即可与血管稳定结合,所以,支架植入6周以后进行磁共振检查是非常安全的。即使是刚刚植入支架的患者,如果磁共振检查非常必要,也可以考虑进行。

(魏　亮)

88. 放了支架后复查，做 CT 还是磁共振更好

颅内外血管狭窄是临床常见疾病，对于中到重度狭窄甚至闭塞的患者，较常使用的治疗方法是动脉管腔狭窄处支架植入术。

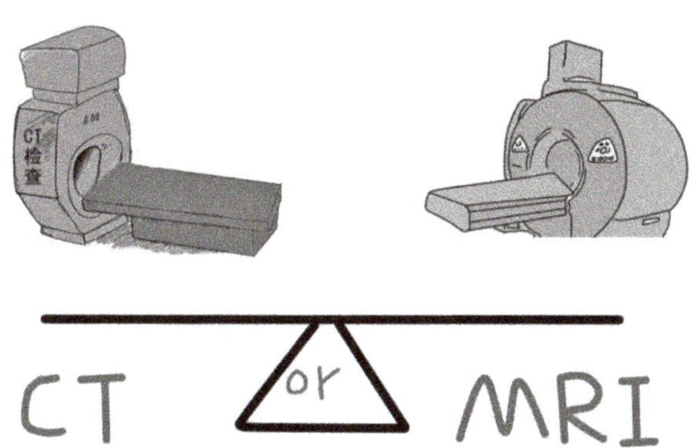

支架术后需要长期口服阿司匹林或波立维等抗血小板聚集药物，预防支架内内膜增生或支架内血栓形成。部分患者服用此类药物后可能会诱发凝血功能障碍，导致颅内出血，头颅 CT 仍是目前了解有无颅内出血最简便有效的方法。行 CT 血管造影检查可以观察支架置入后状况、狭窄处扩张效果、颈动脉通畅程度，了解血管壁状况，同时可以显示双侧颈动脉、椎动脉等其他部位血管的动态变化情况。此项检查无创，且费用相对较低，不但可以观测术前病变、术后状况，还能观测双侧颈动脉其他部位有无新的斑块及狭窄。尤其是 CT 血管造影的 CPR 重组技术能旋转 360°，可以任意角度观测病变血管以及血管腔内的情况，完全排除血管重叠的干扰影响，结合应用多种后处理技术，不但可以得到清晰的血管支架置入状况，还能获得血管壁有无钙化及周围组织精确和有效的诊断信息。

常规磁共振可了解支架治疗后有无新发脑梗死，磁共振血管造影（MRA）可了解支架术后血管的通畅情况，但支架均有不同程度的伪影，故判断支架术后是否存在再狭窄没有绝对的优势。磁共振灌注成像（PWI）对微循环组织灌注的改变非常敏感，可准确反应脑组织微循环状态、平均通过时间（MTT）、脑血容量（CBV）和脑血流量（CBF），可实时准确地反应缺血区域的血流动力学状态。

综上所述，CT 血管造影对于颈动脉狭窄支架植入术后患者随访，不但无创、经济，还有快捷、方便、准确、360°全方位无干扰观测以及全面观测双侧颈动

脉有无新的狭窄发生等优点,所以 CT/CT 血管造影可作为颈动脉狭窄支架植入术后随访的首选复查手段。磁共振可作为补充,更加有效地了解支架术后颅内血流改善程度和血管壁的变化情况。

(魏　亮)

89. 缺血性脑血管病的外科治疗目的是什么

缺血性脑血管病又称脑缺血性疾病,是不同程度的缺血性脑血管疾病的总称,占脑卒中的 75%～90%。

颈部动脉的狭窄、闭塞性病变是引起缺血性脑血管病的主要根源。临床上表现为:①暂时性缺血发作;②可逆性缺血性神经功能缺失;③进展性脑卒中;④完全性脑卒中。

现阶段,对于缺血性脑血管病的治疗主要分为内科治疗和外科干预两种方式。然而,内科治疗因其起效慢、疗效差,所带来的效果不令人满意。有报道称脑动脉粥样硬化患者经过经典内科抗凝、抗血小板聚集治疗后,基底动脉和大脑中动脉的年卒中率仍高达 10.7% 和 8.0%。基于这种情况,外科治疗缺血性脑血管病的方法及技术不断发展、成熟。

目前应用的手术方式主要有:①颈动脉内膜剥脱术;②颅内-外动脉吻合术,较常见的为颞浅动脉和大脑中动脉(STA－MCA)吻合术;③颞肌脑贴敷术;④经皮血管内支架成形术;⑤急性血管内机械取栓术等。对于不同的疾病需选择合适的手术方式,但是主要的目的都是尽快恢复接近正常的血流灌注,改善脑组织血供及临床症状,防止脑卒中的再次发生。

(樊翊凌)

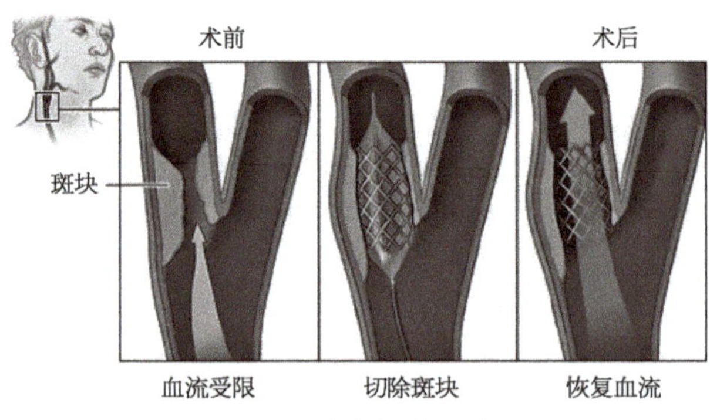

▲颈动脉支架成形术

90. 大脑中动脉狭窄，是吃药还是血管内治疗好

大脑中动脉是大脑半球的主要供血动脉之一，发生狭窄的主要原因是动脉粥样硬化、血管内膜增厚或斑块形成，使血管内径逐渐缩小。当大脑中动脉狭窄较重甚至闭塞时，其供血区域发生缺血，可以出现相应的临床症状，如肢体偏瘫、感觉障碍、视野偏盲等；如是大脑优势半球受损时，可能出现语言功能的障碍。

目前对于大脑中动脉狭窄患者的主要干预措施，有药物治疗以及经皮血管内支架成形术。有报道称，对于已经发生过缺血性脑卒中或短暂性脑缺血发作的高危人群，尽管给予有效抗凝、抗血小板聚集治疗，仍然有 50％以上的颅内动脉狭窄患者再次发生脑卒中。近年来，经皮血管内支架成形术因其创伤小、成功率高、术后恢复快、临床效果好等优点，得到迅速发展。虽然血管内支架成形术疗效的确切性有待进一步的研究和考证，但通常来说，对于有明显临床症状表现、影像学检查证实大脑中动脉狭窄以及病变侧大脑半球明显低血流灌注的患者，即使规范内科药物治疗仍有再次发生脑卒中的可能，因此此类患者需要进行经皮血管内支架成形术。

（樊翊凌）

91. 颈动脉狭窄，是血管内支架治疗还是开刀切除内膜好

颈动脉粥样硬化性狭窄为缺血性脑卒中的重要病因之一，约占全部缺血性脑卒中病因的 15％～20％，颈动脉狭窄导致缺血性脑卒中风险增高的程度与狭窄严重程度和是否有症状直接相关。

症状性颈动脉内膜切除术实验结果显示，对于重度颈动脉狭窄患者（狭窄程度≥70％），即使采用最佳的药物治疗，2 年内脑卒中复发率仍高达 26％；而颈动脉内膜切除术（CEA）可使术后 2 年脑卒中发生率降至 9％，显著优于最佳的内科治疗。目前颈动脉内膜切除术已成为治疗颈动脉狭窄或闭塞的一种安全有效的标准术式。然而，颈动脉内膜切除术术中的血流阻断时间较长，创伤较大，操作相对复杂。近年来，随着血管内介入治疗技术的飞速发展，经皮血管内颈动脉支架成形术（CAS）开始于临床应用，并取得了良好的成果。

目前认为：①对于无创检查证实血管狭窄＞70％或造影证实＞50％、有症

状的颈内动脉狭窄患者，经皮血管内颈动脉支架成形术可作为除颈动脉内膜切除术外的另一种治疗方法；②颈内动脉重度狭窄（狭窄程度＞70％）患者，若出现狭窄部位手术难以达到、有明显的内科疾病、放射性治疗后出现的狭窄或颈动脉内膜切除术后再次狭窄等情况，可以考虑行经皮血管内颈动脉支架成形术。同时有报道指出，年龄≥75 岁、狭窄程度为 70％～99％的男性患者，能从颈动脉内膜切除术中绝对获益。然而，当颈动脉狭窄患者年龄≤70 岁时，颈动脉内膜切除术或经皮血管内颈动脉支架成形术治疗的风险相同，但患者年龄＞70 岁时，经皮血管内颈动脉支架成形术治疗颈动脉狭窄患者的风险超过动脉内膜切除术的 2 倍。

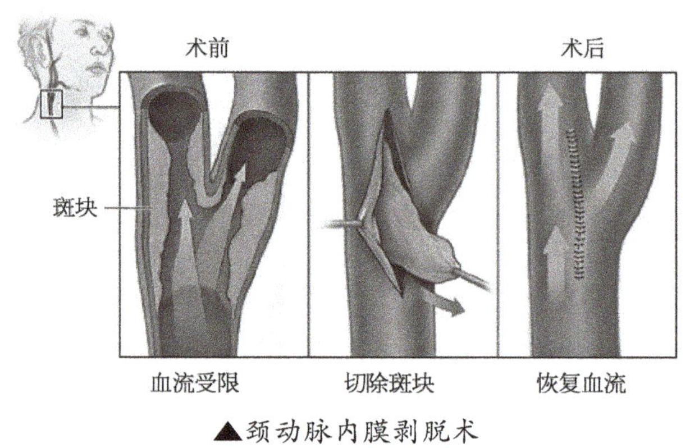

▲颈动脉内膜剥脱术

总的来说，经皮血管内颈动脉支架成形术（CAS）和颈动脉内膜切除术（CEA）治疗颈动脉狭窄，两者在安全性和有效性方面无明显差异，治疗有效性与年龄及病变程度、部位等因素有关。

（樊翊凌）

92. 何谓颅内外动脉吻合术

颅内外动脉吻合术也称颅内外血管搭桥术，是一种通过对颅内外血管进行吻合从而建立新的血管旁路的技术，主要用于烟雾病及一些复杂性颅内动脉瘤、颅底肿瘤等的治疗，包括低流量搭桥和高流量搭桥。低流量搭桥是指将颈外动脉分支与颅内血管直接行端侧吻合，或在供血与受血动脉之间移植一段自体血管（如大隐静脉、桡动脉等），血流量为 20～40 毫升/分钟，如颞浅动脉-大脑中动脉搭桥等。而高流量搭桥是指通过选择增加供血动脉或受血动脉血管直径来增加脑血流量,其间经移植血管吻合,血流量为 80～90 毫升/分钟或以上,搭桥方式有颈外动脉-桡动脉-大脑中动脉搭桥等。

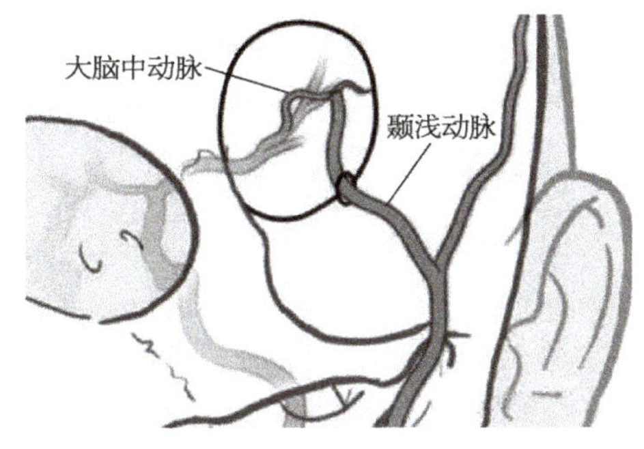

▲颞浅动脉-大脑中动脉搭桥术

那么,为什么要做这个手术呢? 这个手术有什么好处呢? 患者及家属在面对这一治疗方案时必然有这样的疑惑。首先,颅内外动脉吻合术可以增加脑血流量,恢复其正常功能,同时也增加侧支循环不良区域的脑组织供血,提高脑血管储备能力和对再次脑梗死的耐受力。再者,颅内外动脉吻合术可以延长血管临时阻断时间,降低术后脑缺血等并发症。另外,颅内外动脉吻合术还可以减轻原负荷血管的血流压力。

目前,颅内外动脉吻合术在慢性缺血性脑血管病、复杂动脉瘤、颅底肿瘤及烟雾病中的治疗作用已得到肯定。

(樊翊凌)

93. 哪些人需要做颅内外血管搭桥

对以下患者,可建议做颅内外血管搭桥:①间歇性缺血性脑卒中;②轻度或中度完全型缺血性脑卒中;③脑血管造影发现下列病变者,如颈部手术(颈内动脉剥脱术)不可及的颈内动脉狭窄或闭塞并侧支循环供血不良,大脑中动脉、大脑前动脉或椎动脉狭窄或闭塞并侧支循环供血不良;④烟雾病;⑤颅内复杂性动脉瘤或复杂性颅底肿瘤,手术需阻断脑部主要供血动脉;⑥外伤后颈动脉损伤不可恢复,导致脑供血不足者;⑦其他原因的颈动脉及其分支主干供血不足。

当然,患者还必须排除合并严重心、肝、肾、肺疾病或糖尿病、重度完全型脑卒中、脑血流量测定正常或广泛重度或中度缺血、脑栓塞等禁忌时,方可行颅内外血管搭桥术。

特别提醒

由于搭桥手术可能加重脑水肿或诱发脑出血,故在脑卒中急性期一般不主张手术。对间歇性缺血发作者，在无症状期进行手术；对完全性脑卒中者，应在发病 7 周后、病情稳定时再考虑手术。采用脑血管重建术治疗颅内复杂性动脉瘤或复杂性颅底肿瘤，可分期或同期手术。

（樊翊凌）

94. 大面积脑梗死的手术减压治疗目的是什么

大面积脑梗死又称恶性脑梗死，是脑梗死中最严重的一种，比较凶险，有典型的临床症状。主要是颅内大血管闭塞（大多数为大脑中动脉）所致，如果患者错过溶栓或者动脉取栓治疗就会发生大面积脑梗死。临床上除表现脑梗死的一般症状外，还伴有意识障碍及颅内压增高，常常因小脑幕切迹疝而死亡。

大面积脑梗死后最重要的病理变化就是脑水肿，严重脑水肿导致颅内压增高，大脑中线向对侧移位，封闭的颅腔犹如高压锅一样压力极高。此时单纯的内科脱水治疗无法有效地降低颅内压，往往需要去骨瓣减压。这就好比把高压锅的锅盖打开，这样锅内的压力才会下降。减压术的目的是最终保存生命，阻止梗死灶扩大，防止出现其他并发症，有利于康复。

当患者出现如下表现时，建议行去骨瓣减压术：患者积极内科治疗无效，处于脑疝早期或前期；CT 见大面积脑梗死和脑水肿，中线结构侧移≥5 毫米，基底池受压；颅内压（ICP）≥4 千帕。无论患者年龄多大，均推荐将去骨瓣减压术作为潜在的治疗措施，以提高大面积脑梗死患者的生存率。对于 60 岁以上患者，需考虑患者和家人的意愿，因为在该年龄段去骨瓣减压术虽可降低死亡率，却有遗留严重残疾的可能。为达到最佳神经系统功能预后，推荐在脑梗死发病 24～48 小时内和脑疝症状出现前行去骨瓣减压术。

（李　轶）

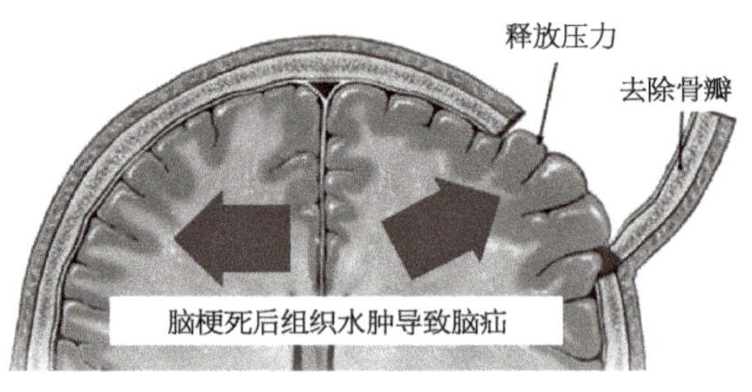

▲去骨瓣减压术

李　轶

李轶,上海交通大学医学院附属新华医院神经外科副主任医师,博士,上海市医学会脑卒中专科分会青年委员。擅长颅内肿瘤及颅神经疾病的手术治疗,尤其是颅内动脉瘤、脑血管畸形、烟雾病、脑供血动脉狭窄和急慢性脑梗死等血管病的介入和显微外科治疗。

95. 小脑梗死手术减压治疗目的是什么

小脑大面积梗死后,由于脑水肿而出现逐渐加重的占位效应,表现为脑干受压移位、四脑室移位变形,伴有阻塞性脑积水。临床表现除小脑症状外,还有脑干损害和颅内压升高症状。小脑梗死的临床表现分为三期:早期为小脑症状;中期为脑干受压症状,但患者神志清楚;晚期患者昏迷,去脑强直,伴有呼吸循环功能异常。

由于大面积小脑梗死的死亡率极高,及时进行减压性手术的观点已在许多学者中达成共识,并认为手术是唯一有效的措施。手术目的不是针对脑梗死本身,而是针对因脑水肿所继发的脑干受压和脑积水。因此对小脑梗死患者应密切观察神经系统体征变化,定期复查头颅 CT 和磁共振。另外决定是否进行手术治疗,尚需对脑干原发和继发性损害进行鉴别。原发性脑干梗死不宜手术,继发性脑干受压则是手术指征。同时,患者的年龄和全身情况也是选择手术应该考虑的因素。

目前对手术时机的选择仍有争议,多数作者认为一旦患者出现神志改变即可手术。手术分为脑室外引流术和枕下减压术。小脑大面积梗死非手术治疗的死亡率高达 80％,手术治疗的总体恢复率为 63％。临床发现多数术前昏迷的患者于术后数小时到数天神志转清、颅内压下降、CT 复查脑积水消失、脑干受压解除。

（李　轶）

96. 除了静脉溶栓，听说还有动脉溶栓，是真的吗

脑梗死是由脑供血动脉缺血所致,大多数脑梗死是由血栓形成及血栓栓塞

引起的脑内动脉闭塞。在脑梗死早期,梗死中心部位是不可逆性坏死,如果及时恢复脑血流和改善脑组织代谢就可以挽救脑梗死周围的半暗带组织,避免形成永久性坏死(脑梗死)。因此,使血管再通复流是目前最好的治疗方法。血管再通复流可以通过静脉溶栓、动脉溶栓及动脉取栓等方法来实现。

静脉溶栓:确切的证据表明,在发病 4.5 小时(时间窗)之内应用 rt－PA(重组组织型纤溶酶原激活物)对急性脑梗死患者进行静脉溶栓,会降低患者严重残疾及死亡的概率,并且还可以大大提高患者的生活质量。

动脉溶栓:由于神经介入放射技术的迅速发展和数字减影血管造影的临床应用,使急性脑梗死的早期数字减影血管造影术下动脉导管溶栓成为可能,并成为目前急性脑梗死治疗的有效方法。其机制为通过导管技术到达闭塞的血栓处,然后对着血栓推注溶栓药物以溶解血栓,达到血管再通的效果。因为其溶栓直接,比静脉溶栓有更高的血管再通率,同时有着溶栓药物应用局部浓度高、剂量小、全身不良反应少、不增加出血风险等优点。

更重要的是动脉溶栓延长了治疗时间窗,对于发病超过 4.5 小时但小于 6 小时的患者,不能行静脉溶栓,但可以行动脉溶栓治疗;以及那些虽然发病在 4.5 小时之内,但因为禁忌证而不能行静脉溶栓的,可以选择动脉溶栓治疗。对于基底动脉血栓形成的患者来说,由于血栓形成后死亡率非常高,动脉溶栓治疗可能是唯一的抢救方法。故基底动脉闭塞的患者在发病 24 小时内采用动脉溶栓治疗可能会获益,因而动脉溶栓手术时间窗和适应证可以适当放宽。

(李　轶)

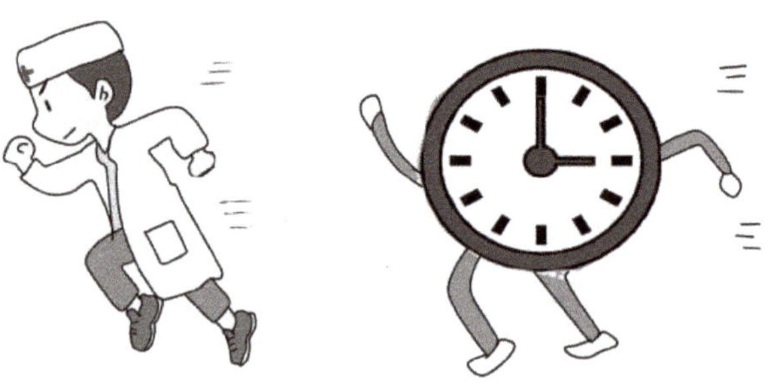

97. 缺血性脑血管病支架术后如何药物治疗

缺血性脑血管病介入治疗支架置入术后的药物治疗,根据患者病情有所不同。患者接受颅外弓上动脉血管内介入治疗或颅内动脉血管内介入治疗、药物涂层支架置入术后,需接受不同方案的抗血小板治疗,常为口服阿司匹林,或联合氯吡格雷,剂量和疗程按医嘱调整,通常需长期服用。

有患者担忧,长期使用抗血小板药物是否会有不良反应? 请放心,抗血小板药物所导致的不良反应并不多。如阿司匹林的常见不良反应系上消化道症状(包括腹痛、恶心和呕吐),其发生与剂量相关。阿司匹林的最严重不良反应是消化道出血,使用低剂量阿司匹林者(≤325 毫克)严重消化道出血年发生率为 0.4%,是未使用阿司匹林者的 2.5 倍。氯吡格雷的常见不良反应是腹泻和皮疹,但腹泻外的消化道症状发生率明显低于阿司匹林。偶有血栓性血小板减少性紫癜的报道。质子泵抑制剂如埃索美拉唑会降低氯吡格雷药效。服用氯吡格雷的患者如需抑酸治疗,推荐 H_2 受体阻断剂。如需同时使用质子泵抑制剂,泮托拉唑可能优于奥美拉唑。

(李　轶)

98. 介入治疗后局部掉头发是怎么回事

有患者在介入治疗后出现局部脱发现象,为此焦虑不已、忧心忡忡。这究竟是怎么一回事呢?

介入治疗时,需要在数字减影血管造影机、CT 等影像设备的引导和监视下,利用穿刺针、导管及其他介入器材,通过人体自然孔道或微小的创口将特定的器械导入人体病变部位进行微创治疗。对患者来说,在治疗过程中,免不了会接触一定剂量的放射线。

较高的放射剂量可能引起局部皮肤损伤:一次性接受约 2 戈以上 X 线,在入射侧可出现短暂性红斑;一次性受照剂量达 3～6 戈可在 2～3 周出现短暂性脱发,8～12 周后头发再生;过量照射 7 戈会对毛囊产生不可逆损伤,致永久性脱发;如果受照剂量较高(约 18 戈),皮肤表面可发生水疱、湿性脱皮、血清渗出,后期可发生继发性溃疡等,且此类放射性损伤的可能性随着年龄降低而升高。因而对于介入治疗时间较长的年轻患者,更易出现脱发等不良反应。

但有需要接受介入治疗的患者也不必过度焦虑,首先相较于介入治疗带给患者的获益来说,其所带来的并发症并不频繁。其次,介入治疗后引起的脱发是可逆的,一般患者会在 2～3 个月后自然长出新头发,少数对放射线敏感的患者时间会加长。脱发后的患者头皮会变得非常脆弱,因此必须要注意局部头皮的保护。

(李　轶)

99. 缺血性脑血管病的药物治疗有哪些

急性缺血性脑血管病的药物治疗包括：超早期溶栓、抗血小板聚集、抗凝、降纤、扩容等，以及神经保护治疗。

（1）药物溶栓治疗是目前治疗急性缺血性脑血管病最有效的方法。在有效时间窗内通过血管再通恢复缺血脑组织的灌注，避免或减轻缺血脑组织坏死，最大限度地恢复脑组织的功能。包括静脉溶栓和动脉溶栓治疗。常用药物有重组组织型纤溶酶原激活物（rt-PA）、尿激酶（UK）等。

（2）抗血小板聚集治疗也就是通过多种途径抑制血小板聚集，防止血栓形成，降低缺血性脑血管病的发生。抗血小板聚集药物主要有拜阿司匹林、氯吡格雷、奥扎格雷钠、双嘧达莫等。

（3）抗凝治疗的作用是减少红细胞及血小板黏附聚集，降低血液凝固性。抗凝治疗可预防血栓形成，但对已经形成的血栓无直接治疗作用。常用的抗凝药物有普通肝素、低分子肝素、双香豆素、以华法林为代表的维生素拮抗剂、凝血酶抑制剂阿加曲班等。

（4）降纤治疗主要通过降解纤维蛋白原抑制血栓的形成增强纤溶系统的活性，改变血液流变学，降低血管阻力，改善微循环，增加缺血半暗带的血供，防止梗死范围扩大。常用药物有降纤酶、巴曲酶等。

（5）扩容即血液稀释治疗，具体方法包括放血后输入自身血浆、人工血、代血浆、低分子右旋糖酐等。

（6）神经保护治疗即保护神经元的存活发育，激活酶的生理功能活性，阻止神经元损伤死亡，促进轴突再生、神经元修复，调节神经递质和突触可塑性等。常用药物有钙离子通道阻滞剂、谷氨酸受体拮抗剂等。

（陈金梅）

—— 专家简介 ——

陈金梅

陈金梅，上海交通大学医学院附属第九人民医院神经内科副主任医师，医学博士，上海市医学会神经内科专科分会肌病学组委员，上海市医学会脑卒中专科分会青年委员。擅长脑血管疾病、癫痫及发作性疾病、头痛、头晕、神经变性疾病等常见病的诊治，目前着重于记忆障碍、痴呆以及其他认知障碍的临床和基础研究。

100. 缺血性脑血管病如何调脂治疗

针对缺血性脑血管病,应该将低密度脂蛋白胆固醇降至合理水平,使得斑块变小,变得稳定,从而达到减少脑血管病事件发生的目的。降脂药物分为以下四类。

(1) 他汀类。他汀类药物可明显降低总胆固醇和低密度脂蛋白胆固醇,还可降低缺血性脑血管病的发病率和总死亡率。他汀类药物均有口干、腹痛、便秘、流感样症状、消化不良、转氨酶升高、肌病等不良反应。常用他汀类药物有:阿托伐他汀、瑞舒伐他汀、普伐他汀、辛伐他汀、氟伐他汀、洛伐他汀。一般每日1次,每次1～2片。

(2) 烟酸及其衍生物是最早被使用的广谱调脂药,也是目前升高高密度脂蛋白胆固醇最有效的药物。常用的药物有烟酸、洛伐他汀等。

(3) 贝特类,又称苯氧芳酸类,是降低三酰甘油最有效的药物,对低密度脂蛋白胆固醇效果差。常用的药物有非诺贝特(力平之)等。

(4) 脂质氧化剂是抗氧化血脂调节药,可降低胆固醇。可常用药物有普罗布考(之乐)等。

(陈金梅)

四、预防和随访

101. 高血压患者怎样自我管控预防脑卒中

高血压是引起脑卒中的最常见病因,中国高血压分级标准如下。

正常血压:收缩压＜120 毫米汞柱和舒张压＜80 毫米汞柱。

正常高值:收缩压 120～139 毫米汞柱和舒张压 80～89 毫米汞柱。

高血压:收缩压≥140 毫米汞柱或舒张压≥90 毫米汞柱。

高血压患者的自我管控有以下几点。

(1) 饮食:高血压患者应少吃盐,高盐饮食可导致血压升高。患者应多补钾,含钾丰富的食物有黄豆、番茄酱、菠菜、比目鱼和小扁豆等。

(2) 运动:运动对高血压的控制非常重要。运动除了可以促进血液循环、降低胆固醇的生成外,并能增强肌肉。避免骨骼与关节僵硬的发生。运动能增加食欲,促进肠胃蠕动、预防便秘、改善睡眠。要有持续运动的习惯,最好是有氧运动。

(3) 心理调整:紧张、易怒、情绪不稳,这些都是使血压升高的诱因。患者可通过改变自己的行为方式,培养对自然环境和社会的良好适应能力,避免情绪激动及过度紧张、焦虑,遇事要冷静、沉着。当有较大的精神压力时应设法释放,向朋友、亲人倾吐,或参加轻松愉快的业余活动,从而维持稳定的血压。

(4) 定期测量血压,每周应至少测量一次。条件允许的话,可自备血压计并学会自测血压。

(5) 定时服用降压药,自己不随意减量或停药,可在医生指导下视病情予以调整,防止血压反跳。

(6) 降压不能操之过急,收缩压宜控制在 140～159 毫米汞柱为宜,减少心脑血管并发症的发生。

(张桂运)

102. "深海鱼油"能降血脂吗

现代科学实验证明:深海鱼油所含的 EPA(二十碳五烯酸)和 DHA(二十二碳六烯酸),是人体代谢过程中不可缺少的重要物质之一。EPA 的主要作用是轻度降低三酰甘油,稍微升高高密度脂蛋白胆固醇,但对总胆固醇和低密度脂蛋白胆固醇则无影响，故其主要用于高三酰甘油血症，预防血管疾病。DHA是大脑细胞形成、发育及运作不可缺少的物质基础，也能对活化衰弱的视网膜细胞有帮助，从而具有补脑以及提高视力的作用。因而，深海鱼油有一定的保健作用。

但是，长期多吃深海鱼油，也可能对人体造成损害。深海鱼油实际上是一种脂肪——单纯的不饱和脂肪酸。临床一般不推荐以深海鱼油作为降脂药。吃鱼油不如吃鱼，对于保健品保持一颗平常心也许才是我们更理性的选择。

（陈金梅）

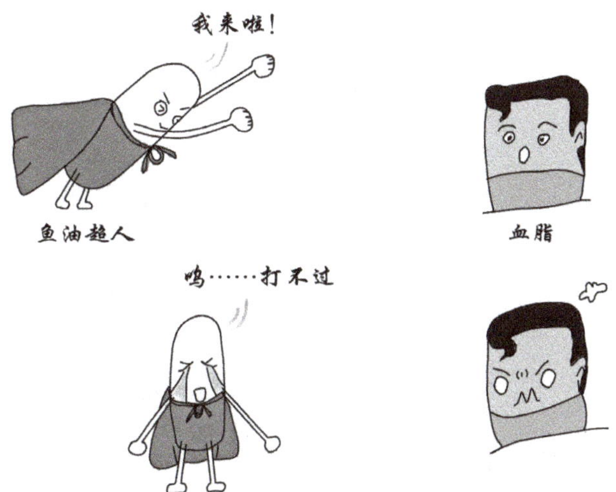

103. 发现"血脂异常"，应该怎么吃

血脂异常的定义：血清胆固醇，(TC)≥6.22毫摩/升；或高密度脂蛋白胆固醇(HDL－C)<1.04毫摩/升；或低密度脂蛋白胆固醇(LDL－C)≥4.14毫摩/升；或三酰甘油增高(TG)≥2.26毫摩/升。

血脂异常膳食原则：首先根据检测结果确定血脂项目哪些是偏高的，针对不同的结果在饮食上应有所侧重。①如果胆固醇偏高，重点限制胆固醇和饱和脂肪酸含量高的食物。禁食动物内脏(肝、肾、脑、肠等)、虾黄、蟹黄、鱼子，严格控制蛋黄和红肉类(猪肉、牛肉和羊肉等)。鱼、鸡(去皮)、兔等含饱和脂肪酸量较低，提倡多吃这些食物。②如果三酰甘油偏高，重点限制总能量和油的摄入。能量过高容易转化为体脂，可造成肥胖及并发脂质代谢异常而继发血脂异常。

这类患者必须控制食量,将体重保持在理想范围内。三酰甘油偏高患者对碳水化合物,特别是单糖和蔗糖等精制糖敏感,很容易吸收到肝脏中转变为脂肪,所以,患者应少吃糖类和甜食,特别是点心等。

有关血脂异常的饮食治疗建议:主粮应以谷类和杂粮为主,减少食物能量的摄取,保持理想体重。蛋白质的来源以鱼类和大豆及其制品为主。减少动物脂肪和烹调用油的摄入,使其占总能量的 20%～25%。烹调用油应以植物油为主,且应限量食用,每人每天不超过 25 克。多选择具有降脂功效的各种新鲜果蔬,适当增加膳食纤维的摄入。饮料以白开水为主,可适当选择绿茶,少喝或不喝加糖的饮料。

(陈金梅)

104. 咖啡能否降血脂

咖啡中含有丰富的咖啡因及绿原酸等活性成分。咖啡因具有兴奋人体中枢神经、加速人体新陈代谢的作用;绿原酸具有降脂、利胆、抗菌、抗氧化、清除体内自由基,预防心血管疾病、糖尿病及某些癌症的作用。

咖啡中的绿原酸,作为主要活性成分之一,具有调节血脂代谢的作用。实验研究发现绿原酸对高脂饲料诱导的体重增加起到抑制作用,并且能改善血脂谱,改善高脂诱发的瘦素抵抗。绿原酸可以降低肝脏的重量、缓解肝脏脂肪的累积,基因表达结果显示:绿原酸通过调节肝脏细胞核受体及其下游基因表达,能有效改善脂肪代谢紊乱,抑制脂肪在肝脏组织的累积。根据研究,每天摄入 100～200 毫克咖啡因,就足以提神,且对身体无害,同时可能具有一定的调脂作用。

然而,咖啡是否能真正起到降血脂作用,临床研究尚未取得共识,甚至有报道称喝大量咖啡会使血清总胆固醇升高。

(陈金梅)

105. 每天一杯葡萄酒,可以预防心脑血管病吗

说实话,实在无法溯源这样的理论来自于哪里!依稀记得 20 多年前,曾经有过一个针对心血管疾病的流行病学调查,发现法国人的膳食中含较高脂肪,但他们心血管疾病发病率普遍较低,因此,有假说认为:是不是法国人有饮用葡萄酒的习惯,导致了心脑血管疾病发病率较低呢?

假说仅仅是假设，并不是确定的事实，需要科学研究的验证。

研究认为葡萄酒中的"白藜芦醇"有预防血管损伤、减少低密度脂蛋白胆固醇、预防血液凝结的作用。但有关白藜芦醇的研究仅仅停留在动物实验，还没有真正开展过人体实验。如果仅仅根据动物实验的证据推算到人体，一个人每天至少需要喝 1 000 瓶葡萄酒，其中含有的"白藜芦醇"量才会起到保护心脑血管的作用。此外，有研究甚至提出：白藜芦醇和心血管健康没有直接关系。

因此，我们建议记住以下几点。

（1）国内外的任何心脑血管病防治指南，都从未推荐人们通过每天喝葡萄酒来预防心脑血管疾病。

（2）白藜芦醇对血管有保护作用，但仅仅在饮用葡萄酒后较短时间内有作用，这种效用并不持久。

（3）通过喝葡萄酒摄取白藜芦醇，容易酒精成瘾，稍不注意就会饮酒过量。而饮酒过量会增加高血压、高三酰甘油、肝脏损伤和肥胖的风险，增加食管癌、直肠癌、乳腺癌等多种癌症的发病风险，增加心肌病发病风险。一句话：弊大于利！

因此，从来不喝酒的心脑血管高危人群，完全没有必要去尝试靠喝酒来降低心脑血管疾病发病风险。经常喝酒的心脑血管疾病高危人群，还是建议适量饮酒、控制酒精的摄入量，减少心脑血管疾病的发病风险。根据《中国居民膳食指南（2016 版）》的建议：一天饮用酒精量男性不超过 25 克，女性不超过 15 克。

科学预防心脑血管疾病，不妨记住"16 字箴言"：合理膳食、适量运动、戒烟限酒、心理平衡。

（朱鑫璞）

106. 血脂异常，不吃药行不行

血脂异常，最常见的就是体检发现血液中的"总胆固醇高、三酰甘油高、低密度脂蛋白胆固醇高（高 LDL - C）和高密度脂蛋白胆固醇低（低 HDL - C）"等问题。

现代医学已经充分证明，有效调节和控制血脂水平，对于预防脑卒中、心脏病有着非常重要的作用。除了药物治疗血脂异常外，坚持良好的运动、饮食习惯同样甚至更加重要。美国《预防》杂志曾经给出过"能有效改善血脂水平的好习惯榜单"：①做个半素食者；②经常吃鱼；③吃燕麦饼；④增强腿部力量；⑤吃黑巧克力；⑥吃葡萄柚(需要注意：服用他汀类药物时,注意避免同时吃葡萄柚)；⑦喝蔓越橘汁；⑧常吃坚果(适量)；⑨常吃奶片；⑩提高耐力。

好习惯固然重要,避免一些坏习惯可能更重要。一个人健康与否,主要在于综合保护因素和外界伤害因素之间的平衡和较量。同时,仅仅拥有一个好习惯是远远不够的,争取 10 个好习惯都做到,持之以恒,必有收获！

特别提醒

如果已经发现血脂异常导致心脑血管病变,例如,发现颈动脉斑块、发生过心肌梗死和脑梗死,尽早、规范的药物治疗才是真正明智的选择！

（朱鑫璞）

107. 饮茶可以降血脂吗

饮茶在我国有着数千年的历史,茶不仅仅是一种饮料,还有比较明确的保健功效,尤其是有一定的降血脂功效。

饮茶具有提神醒脑、降血脂、消炎解毒、抗衰老等功效。国外科学家也曾用乌龙茶做实验：每天饮 7 杯乌龙茶,连续 6 个星期后,饮用乌龙茶的人血液中的三酰甘油水平有明显下降,说明乌龙茶具有调节血脂的功效。我国科学家也观察了沱茶对血脂异常患者的影响：每天饮用 15 克沱茶,连续一个月,显示了明确的降血脂效果。

茶叶品种繁多,加工方式多样,其中绿茶是未经发酵的茶,所含的茶单宁、维

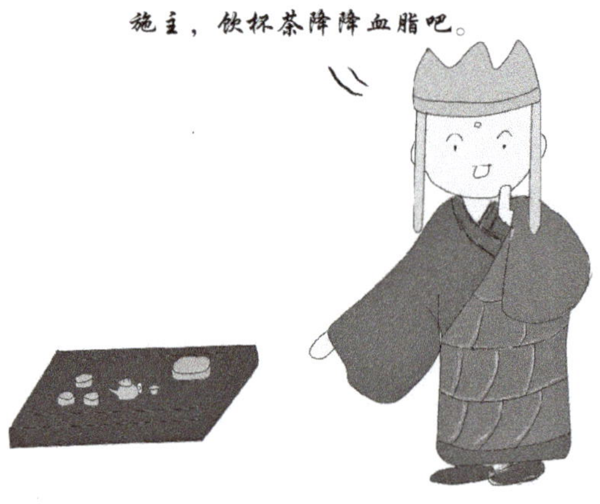

生素和微量元素比经过发酵加工的红茶多，在调节血脂代谢、防止动脉粥样硬化等方面也被认为优于红茶。

但要注意，不是每个人都适合饮茶。以下人群不建议大量饮茶：睡眠障碍者，胃溃疡患者，严重冠心病和高血压患者，贫血患者，骨质疏松症患者，骨折患者，痛风患者，经期、孕期、哺乳期女性等。

另外要注意饮茶的一些讲究：不能空腹饮茶，不能饮过烫或过冷的茶，不能餐后马上饮茶，不能用茶水服药，不喝隔夜茶，不喝冲泡过多的茶，不酒后饮茶，不喝浓茶，不喝霉变、串味的茶等。

（朱鑫璞）

108. 他汀类药物会伤肝吗

如今，即使在上海这样的现代化都市，仍然有很多发现血脂升高、颈动脉斑块，甚至已经发生脑梗死的人，依然对口服他汀类药物的安全性甚是担忧。

"他汀伤肝"，这样过分夸大的坊间传言像是一道魔咒，严重影响着人们接受脑卒中预防的科学、规范治疗。我们应该合理看待"他汀"的肝损不良反应，正确服用他汀类药物，实现调节血脂异常、稳定动脉斑块，有效预防心脑血管不良事件的发生。

（1）服药他汀类药物前需要评估肝脏功能，如果发现异常，认真完善检查，明确原因，针对病因积极治疗。

（2）首次服用他汀类药物 2～4 周后，评估服药后的有效性和安全性，其中就包括肝功能检查。如果发现肝酶异常升高达正常高值 3 倍以上，予以停药、保肝治疗并密切随访肝功能变化。

（3）有研究显示：阿托伐他汀一旦发生药物性肝损，停药后可以可逆性恢复正常。

（4）如果的确需要"他汀"治疗，但肝脏又无法耐受经肝代谢，建议选择瑞舒伐他汀，小剂量使用，同时密切观察肝功能、肾功能、肌酸激酶等变化。

（5）在长期"他汀"治疗中，建议每 3～6 个月随访复查血脂、肝功能、肌酸激酶等指标，同时了解生活习惯，包括了解一些非病理性因素，定期科学评估药物的个体安全性和有效性。

（朱鑫璞）

109. 他汀类药物需要终身服用吗

　　常常会有脑卒中患者询问医生：大夫，我已经吃了很长时间阿托伐他汀钙片（立普妥）了，现在病情已经稳定了，而且血脂检验报告上的数字也已经不高了，还有必要再吃他汀类药物吗？提出这个问题的不仅有术后患者，还包括很多未经过介入治疗的脑卒中患者。

　　他汀类药物不仅仅是降脂药物，也是抗动脉粥样硬化药物，近年来的大量研究发现长期服用他汀类药物可以明显降低心脑血管事件的发生，其作用机制除了与降低低密度脂蛋白胆固醇的功效有关外，还与其抗炎和抗氧化等多重作用机制有关。若中途停药会导致粥样硬化斑块继续增长、斑块脱落或不稳定的斑块发生破裂，加重动脉粥样硬化，引起心脑血管事件再发。因此，如果没有其他禁忌证，一般脑梗死患者需要长期坚持服用他汀类药物。

　　他汀类药物的适应证主要是血脂异常，包括纯合子或杂合子以及混合性的血脂异常；另外对于冠心病以及其他由于血脂异常引起的心脑血管疾病也有明显的功效，常用的药物如阿托伐他汀钙片和瑞舒伐他汀钙片等。

　　服用他汀类药物一段时间后，血脂化验低密度脂蛋白指标可能变为正常。但是这个"正常"的数字是对于普通健康人而言，对于有心脑血管疾病危险的患者来说，低密度脂蛋白需要降得更低（一般小于 1.8 毫摩/升）。停药后，可能有些患者的血脂很快会升高。目前长期临床观察发现，他汀类药物总体是安全的，服用期间只需适度监测肝肾功能和血清肌酸激酶。如果没有肌肉酸痛等不适，一般不需要特殊处理。

（方　侃）

—— 专家简介 ——

方　侃

　　方侃，上海交通大学附属第一人民医院神经内科副主任医师，上海市医学会脑卒中专科分会青年委员，中国研究型医院学会脑血管病专业委员会委员，上海市中西医结合学会神经内分泌专业委员会委员。长期从事脑血管病的基础与临床研究，在脑血管病、急性脑梗死静脉溶栓、动脉取栓及颅内外动脉狭窄介入手术诊疗上具有丰富的临床经验。

110. 不抽血，如何判断血脂异常

血脂异常，作为引起脑卒中、心肌梗死的"隐形杀手"，平时几乎不会使人们有什么不舒服的感觉，只有通过血脂化验才能够准确知道。虽然血脂异常一般不能从外表看出来，不过，有些征象还是可能为我们早期发现血脂异常提供诊断线索的。

（1）眼睛"老年环"改变。在 40 岁以下的人中，如果眼睛上出现了"老年环"，表现为黑眼珠周围出现一圈白色的环状改变，往往提示有家族遗传性高胆固醇血症的可能。

（2）皮肤黄色瘤。一种异常的局限性皮肤隆起，颜色可以为黄色、橘黄色或棕红色，多呈结节、斑块或丘疹形状，质地柔软，最常见的是眼睑周围扁平黄色瘤，也可以出现在脚后跟、手背、臀部及肘、膝、指关节等处。这也提示有家族性遗传性的血脂异常，应该高度重视。

（3）有心血管病家族史。在直系亲属中，如果有较早（男性 45 岁以前，女性 55 岁以前）患有冠心病，特别是心肌梗死的患者，很有可能有家族遗传性血脂异常，应该注意对其他家庭成员的血脂情况进行评估检查。

（4）饮食中能量过高。常见的高能量美食包括碳酸类饮料、富含黄油的糕点、油炸食品、肥鱼、肥肉等。

（5）食物中的动物脂肪含量过高，植物油过低。例如有些人喜欢吃肥肉和动物内脏，喜欢用猪油炒菜吃，时间长了，血脂水平就上去了。而植物油主要含不饱和脂肪酸，它可以使肝脏加快将胆固醇降解为胆汁酸，增加向胆道排泄胆固醇。

（6）饮食中缺乏植物固醇。植物固醇是一种胆固醇的类似物，可以阻止肠道吸收胆固醇，从而降低血胆固醇。植物固醇主要来源于豆类和蔬菜中，因此喜爱吃肉类而不喜欢豆类及蔬菜的人容易发生血脂代谢异常。

（7）吸烟和饮酒。吸烟者的血总胆固醇明显高于非吸烟者。吸烟可以使得血液中三酰甘油水平升高，降低血中的"好胆固醇"（高密度脂蛋白胆固醇）含量。饮酒除了提供更多的能量外，还可以刺激三酰甘油的合成。

此外，缺乏运动、情绪紧张、体形肥胖的人也容易发生血脂异常。如果发现上述征象，建议尽早到医院检查是否存在血脂异常，尽早干预。

（朱鑫璞）

111. 阿司匹林预防脑卒中有什么风险吗

在缺血性脑卒中的治疗和预防中，抗血小板药物起着非常重要的作用。阿司匹林是目前循证医学证据最多的防治心脑血管疾病的基本药物。那么，是不是每个人都可以服用阿司匹林来预防脑卒中呢？

阿司匹林可影响血小板聚集及抗血栓形成，达到抗栓目的。但随着阿司匹林临床应用的普及，不少患者即使长期服用阿司匹林也仍出现缺血性脑血管病事件，我们称为"阿司匹林抵抗"。

对于脑血管病患者而言，需要使用阿司匹林治疗的情况包括：脑梗死的二级预防，降低短暂性脑缺血发作及其继发脑卒中的风险，降低心脑血管疾病危险因素者（冠心病家族史、糖尿病、血脂异常、高血压、肥胖、抽烟史、年龄大于 50 岁者）发作的风险。

有些人在使用阿司匹林时会存在一定风险。例如，出血性溃疡病或其他活动性出血、血友病或血小板减少症等患者，服用阿司匹林时会增加发生出血的风险。由于阿司匹林对血小板聚集的抑制作用可持续数天，可能导致手术中或手术后增加出血。特异质、有过敏史或哮喘病者，服用阿司匹林有可能会发生过敏。对于肾功能或心血管循环受损的患者，阿司匹林可能进一步增加肾脏受损和急性肾衰竭的风险。对于有胃溃疡、急慢性胃炎的患者来说，最好不要选择普通阿司匹林片，而要选用肠溶剂型。肠溶阿司匹林使用肠溶衣技术，使阿司匹林在胃中不溶解，且在小肠中吸收缓慢，可减少对胃黏膜的刺激和损伤。

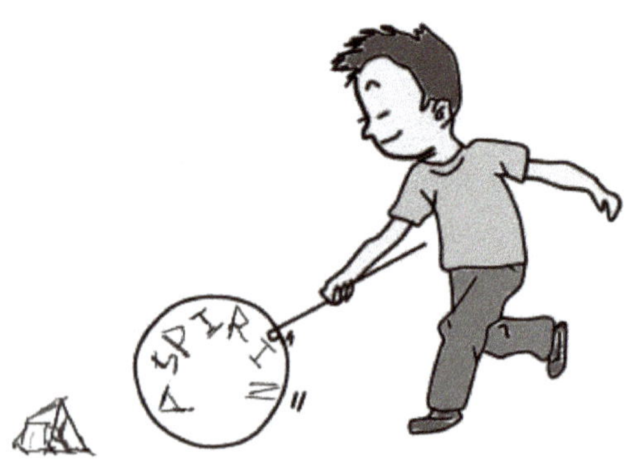

（庄建华）

庄建华

庄建华，海军军医大学附属长征医院神经内科主任，中国卒中学会眩晕专业委员会副主任委员，在眩晕、睡眠和脑卒中的诊治等方面有丰富的经验。

112. 动脉粥样硬化但血脂不高，也要继续服用"他汀"么

他汀类药物是临床上应用最为普遍的降脂药物，降低胆固醇和低密度脂蛋白是其最重要的作用。那么，血脂正常的动脉粥样硬化的患者，是否还需要继续服用他汀类药物？

我们首先需要了解动脉粥样硬化的病理过程。动脉粥样硬化是在脂质代谢障碍的病变基础上，受累动脉从内膜开始出现脂质和复合糖类积聚，进而纤维组织增生及钙质沉着，并有动脉中层的逐渐蜕变和钙化，最终导致动脉壁增厚变硬、血管腔狭窄的病变过程。如果发生斑块内出血、斑块破裂及局部血栓形成，造成血管内血流受到影响，就会出现临床症状。

他汀类药物具有全面调节血脂和抑制炎症等多重作用。近年来的许多大型研究显示，他汀类药物的作用不仅仅局限于降低血脂，还具有减慢动脉粥样硬化斑块的发展，甚至可使斑块逆转的作用。这些研究应用血管内超声检测血管（心脏的冠状动脉）斑块体积的变化，发现他汀类药物治疗后，不仅可以降低低密度脂蛋白和总胆固醇，而且可以减小动脉粥样硬化斑块总体积。因此，越来越多的临床指南推荐血脂正常的患者仍然继续服用他汀类药物治疗。需要注意首次服用药物后 2～3 个月复查血脂、肝酶、肌酶和血糖，根据血脂水平调整药物剂量。

（庄建华）

113. 阿司匹林不良反应多，能长期吃吗

阿司匹林并不适合每个人。研究发现，如果孩子在患病毒感染性疾病时服用了阿司匹林，得瑞氏综合征（一种严重的药物不良反应，死亡率高）的可能性相当高，所以建议不要给孩子或任何不到 19 岁的人服阿司匹林。对于那些存在胃

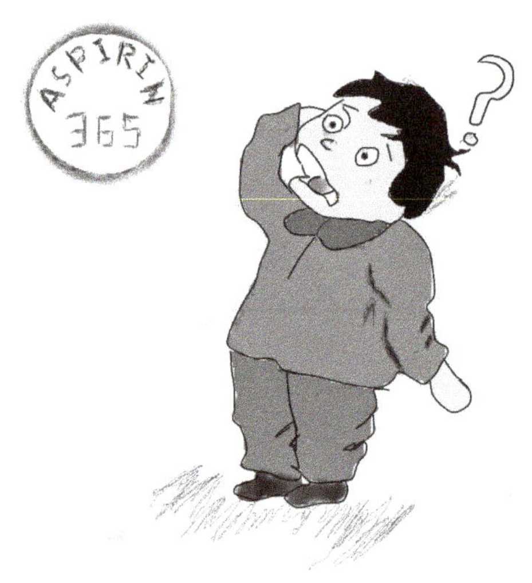

十二指肠溃疡、凝血功能异常、肝硬化的患者，在使用阿司匹林时需慎重，必须使用时建议使用肠溶性阿司匹林，甚至可考虑加用保护胃黏膜的药物如奥美拉唑肠溶胶囊（洛赛克）等。其他报道的不良反应还有过敏反应、中枢神经系统毒性、肝肾功能损害、缺铁性贫血、心脏毒性等，但发生率极低。

阿司匹林有这么多的不良反应，临床使用过程中是否安全，能否长期服用呢？答案是肯定的。临床上各种新型解热镇痛药物上市，如选择性 COX－2 抑制剂塞来昔布已广泛应用，故阿司匹林现在很少作为解热镇痛药使用，更多的是用来预防和治疗心脑血管疾病。推荐的治疗剂量为每次 100 毫克，每天 1 次，餐后服用；如有条件可选择肠溶制剂，剂量较小，肠道吸收，大大减少了不良反应。

有人担心阿司匹林会引起消化道出血甚至消化道穿孔等并发症，实际上研究证实，使用阿司匹林预防和治疗心脑血管疾病，总体利大于弊，出现并发症时及时停药，多数情况下是安全的。当然，在服用阿司匹林过程中一旦出现不良反应，需及时停药并咨询医生，必要时可换用其他抗血小板药物。

有人听说长期服用阿司匹林会导致癌变，这绝对是谣言，相反，欧美最新研究已经证实长期服用阿司匹林可预防结肠癌的发生。

（庄建华）

114. 吃了阿司匹林出现皮肤瘀斑怎么办

肠溶阿司匹林最好在医生指导下服用，成人常用预防量为每次 50 毫克，每天 1 次；治疗量不超过每次 100 毫克，每天 1 次。增加剂量不仅不良反应增多，可能引发出血等严重后果。长期服用阿司匹林还可抑制肝脏凝血酶原合成，一旦发现皮肤瘀斑和出血，刷牙时经常出血或鼻腔出血，应想到可能是该药所致，要及时去医院化验血小板和出凝血时间。一般停用阿司匹林后，以上症状均有好转。如出血不止，可加用维生素 K、止血敏、凝血酶、三七等止血药，严重者应去医院输注血小板,减少并发症。

服用阿司匹林的时候,注意以下几点可以降低其不良反应。

（1）服用适宜剂量,选择正确的服药时间。预防剂量为以 50～100 毫克(推荐剂量为 75 毫克)为宜。从人体生物钟来看,早上 6 点到 10 点血黏度较高,血压、心率水平也高,是心脑血管意外的高发时间段,因此,最好在早饭后半小时服药。

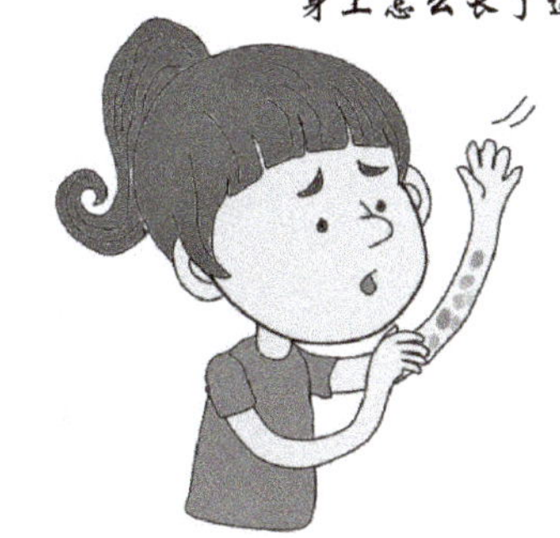

（2）避免与其他抗血栓药或致消化性溃疡药合用。

（3）老年人胃黏膜对损害因素的适应能力减退,更易引起胃黏膜损伤,在服用阿司匹林的同时,可服用预防胃黏膜损伤的药物。

（4）选用合适的阿司匹林剂型。长期服用者,均应选用肠溶衣型或缓释型阿司匹林,这样可减少对胃黏膜的直接损伤。

（5）重视服药者的病史。目前一致认为,过去有消化道溃疡或出血史者、过去服用非甾体类抗炎药或阿司匹林时曾发生过溃疡或出血者,属高危人群,应慎用或禁用阿司匹林。

（6）服药前和服药期间应检查。在用药前最好先做血液化验,服药期间如有上腹不适,应及时检查或停药。

（庄建华）

115. 波立维要吃多久能停药

波立维是脑梗死防治中神经内科医师最常用的药物。它的化学名称叫做氯吡格雷,是一种防止血液中血小板集合在一起的药物。我们知道血液中血小板的作用是使伤口凝集起来,阻止再出血的发生。但是如果血小板过度聚集,就非常容易形成血栓。而绝大部分脑梗死正是因为血栓形成而导致的,因此对于脑梗死的患者予以波立维治疗可达到预防血栓形成的目的。

波立维主要适用于有过脑卒中、心肌梗死等心脑血管疾病的患者或者高危人群。为了达到较好的预防血栓目的,波立维的推荐使用剂量为 75 毫克/天。

但我们在临床工作中常常碰到再次脑卒中的患者,询问病史后往往发现患者并没有长期坚持服用波立维。患者常常表示"上一次中风已经很久了,而且都没有什么症状了,就没有再去配药吃,再说是药总有三分毒吧"。那么波立维需要吃多久? 不良反应大吗?

自 1998 年波立维在美国上市,至今已用于临床 20 年,研究发现:波立维对于心脑血管血栓形成性疾病有较好的预防效果,对于有相关疾病史的患者或有相关前兆发生的人群均推荐长期用药。除非患者有出血倾向,包括皮下出血、痔疮、口腔出血等,或近期有手术需求的患者无法用药外,大部分患者均可以长期使用。波立维也非常安全,仅偶有患者服药后感觉腹部不适、食欲下降。考虑到波立维对血栓性疾病的预防效果,临床医生会毫不犹豫建议相关人群使用。

(庄建华)

116. "静脉输液"能预防中风吗

常常会有脑卒中患者询问医生:"大夫,有人跟我说,每年输液'冲冲'血管能够预防中风,是真的吗?"这个问题甚至在非专科医生的认识中也很模糊。那么,"静脉输液"是否能够预防脑卒中(中风)? 答案是——不能! 换句话说,"静脉输液"预防中风,只是个美丽的谎言。

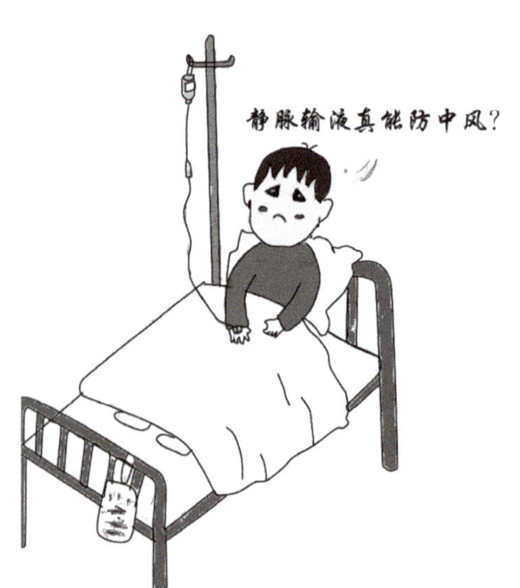

脑卒中的原因多种多样,不存在一把打开所有"锁具"(病因)的"万能钥匙"(疗法)。中风是中医的说法,多因气血逆乱、脑脉痹阻或血溢于脑所致,也就是脑血管"堵了"或者"爆了"。在西医中,脑血管"堵了",叫脑梗死,属于缺血性脑卒中;脑血管"爆了",叫脑出血,属于出血性脑卒中。单就脑梗死,就包括了大动脉粥样硬化性的脑梗死、心源性脑栓塞、小动脉闭塞性的脑梗死,还有其他原因性的(感染性、免疫性、血液病、吸毒等)。静脉输液只是一种治疗手段,输什么药物能够解决每个患者各不相同的病因呢?

预防脑卒中是一场持久战,而定期输液只是突击行为。目前还没有一种药物能像患者认为的那样"洗掉血管里的污垢",何况动脉粥样硬化不是一天两天形成的病变,也不可能输几次液就清除掉。

"静脉输液"作为一种有创和有异物进入体内的治疗手段,增加患者的经济负担不说,本身也有可能带来很多的风险,比如医源性感染、发热反应、肺水肿、静脉炎、空气栓塞、过敏反应、微血管栓塞等。治疗疾病都应本着能不输液尽量不输液的原则,何况是用于预防呢?

所以,千万别再传播"输液能预防中风"的谣言了。

(杨志刚)

—— 专家简介 ——

杨志刚

杨志刚,复旦大学附属中山医院神经外科副主任医师,上海市医学会脑卒中专科分会青年委员,中国老年医学学会青年委员。长期从事脑血管病的基础与临床研究,擅长脑血管病的微创诊疗,尤其是高难度脑动脉瘤、脑血管畸形和脑血管闭塞的血管内治疗手术。

117. 长期服用三七粉能预防中风吗

这个问题跟"'静脉输液'是否能够预防脑卒中"的问题有点像,答案自然也是——不能!为什么这么讲,我们来认识一下三七粉。不管各路信息来源说得多么天花乱坠,2015 年版《中国药典》中三七粉的药品说明书里的适应证是这么写的:"散瘀止血,消肿止痛。用于咯血,吐血,衄血,便血,崩漏,外伤出血,胸腹刺痛,跌仆肿痛。"由此可见,三七粉的适应证中并没有与脑卒中相关的内容。

那么何来"长期服用三七粉预防中风"一说呢?有部分中医学观点认为,长期服用三七粉可以软化血管,预防各种心脑血管病,在治疗心脑血管病、降血脂等方面也有疗效。部分研究显示三七总皂苷能抑制血小板聚集,升高白细胞;三七根的温浸液能缩短家兔血液凝固时间,并使血小板数量增加而有止血作用;三七能促进凝血过程,缩短凝血时间,促进凝血酶的生成,使局部血管收缩,促进血小板数目;三七粉对心肌有保护作用,有抗心律失常作用,能够降血脂,防止动脉

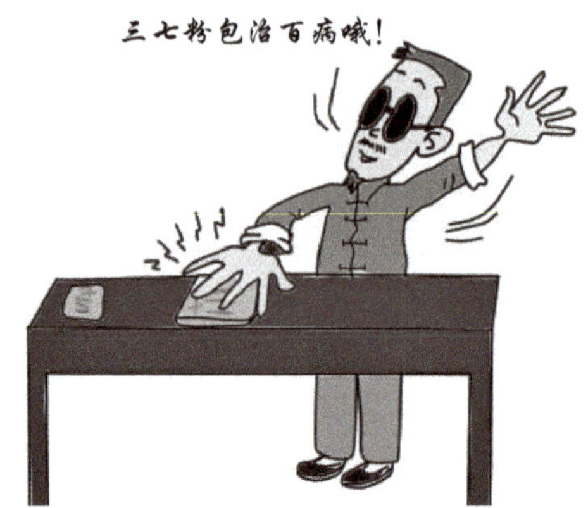

粥样硬化，以及降血压。

但凡此种种，均是体外细胞实验、动物实验或观察性研究的初步结果，并无确切的临床证据。就像很多在实验室里对肿瘤细胞杀伤作用很强的药物，到了临床上总是效果有限一样，没有证据表明服用三七粉能预防脑卒中，不推荐没有根据地长期服用。而且，长期服用三七粉还可能有部分人发生过敏。

再次强调，正确的脑血管病的预防应该是针对脑血管病的危险因素，如"三高"、动脉硬化，各种心脏病及心律失常、高同型半胱氨酸血症等，进行干预治疗。针对短暂性脑缺血发作（TIA）和已患过脑梗死的人群进行积极的治疗，阻断TIA 的发展，以防形成脑梗死或预防脑梗死的再发，不能迷信任何的养生保健药物。

（杨志刚）

118. 中风是老年人的"专利"吗

大家都知道，年龄是脑卒中重要的危险因素，一般 50 岁以后才担心会中风。但是事实是，脑卒中并不是老年人的"专利"。而且，随着当前人们工作压力的增大、生活节奏的加快，青年缺血性脑卒中的发病率有明显的上升趋势。还有很多先天性的脑血管疾病，甚至会让儿童、青少年发生脑卒中。

青年脑卒中是指年龄在 35 岁以下的青年发生的脑卒中。流行病学调查结果显示，青年脑卒中占全部脑卒中的 10％ 左右。青年脑卒中的最主要原因仍然是动脉粥样硬化，这与越来越多的青年血脂代谢异常、高血压、糖尿病、肥胖、吸烟、工作压力大及进食高能量饮食相关。

除了动脉粥样硬化，引起青年脑卒中的原因还包括：①心源性脑栓塞，可能由心脏瓣膜病和心内膜病变、心律失常、心脏手术、卵圆孔未闭、心脏黏液瘤等引起。②血液成分异常导致血液高凝状态，例如抗磷脂抗体综合征、高黏血症、蛋白C和蛋白S缺乏症、妊娠期和产褥期异常、口服避孕药等。③偏头痛等原因造成的脑血管痉挛。④炎症性动脉病变，例如大动脉炎、特异性感染（梅毒、带状疱疹、疟疾、钩端螺旋体病）、系统性红斑狼疮。⑤烟雾病，发病高峰一个是4岁左右的儿童期，一个是30～40岁的中年期，可以表现为脑梗死，也可以表现为脑出血。⑥遗传性疾病，如线粒体脑肌病、脑淀粉样血管病、纤维肌发育不良等。

由此可见，中风不是老年人的"专利"。年轻人不能认为自己年龄轻，就算血压高一点也没问题，不就医、不吃药，恣意地抽烟、喝酒、熬夜，这样将容易诱发脑卒中。

（杨志刚）

119. 为什么刚刚体检过没问题，就脑卒中了

在我们的临床工作中，经常有发生脑卒中的患者痛心疾首地说：医生，我们之前刚刚体检过，没有发现什么问题，为什么会……

这样的情况，不光是患者和家属难过，医生也很痛心。为什么常规的检查没有发现可能早就存在的脑血管病？那是因为，筛查脑血管病得要看清楚脑血管。而看清楚脑血管，一般的体检项目是无能为力的。

脑血管检查的主要方法有以下几种。

（1）颈动脉及椎动脉彩超：颈动脉彩超无创，可以估计血流速度及血流量，测量斑块的形态学指标，参考判断斑块的性质，但是准确性稍差，比较合适脑供血大血管疾病的筛查。

（2）经颅超声多普勒（TCD）：颅内的双侧大脑前动脉、大脑中动脉、大脑后动脉、双侧椎动脉及基底动脉，可以通过多普勒来观察血流的速度及频谱的形态，判断是否有狭窄及代偿情况。多普勒检查效果跟操作者的水平密切相关，无创，但准确性也较差。

（3）磁共振血管成像（MRA）：无创伤，还可以不需要造影剂，但判断血管的清晰度时，使用造影剂的检查会更准确些。MRA 可以观察到从颈部到颅内的脑供血血管形态，既可以用于脑血管疾病的筛查，也可以用于治疗后的随访。另外，磁共振还可以做静脉血管成像，叫做 MRV。

（4）CT 血管成像（CTA）：需要静脉注射造影剂，有射线照射，清晰度较高，不过有时在颅底骨质较多的部位会受到骨质和后处理的影响。

（5）数字减影全脑血管造影（DSA）：是目前诊断脑血管病的金标准（最清楚的手段）。通过股动脉或者桡动脉穿刺，注射造影剂来显影血管，更能真实地看清楚血管形态，动态观察血流的状态，而且很多时候在检查的同时还可以完成治疗。缺点是属于有创检查，有射线照射，临床上通常有明确指征才做。

（杨志刚）

五、康复和防复发

120. 脑卒中后痴呆是怎么回事

脑卒中以后很多患者会出现痴呆症状,比如注意力不集中,记忆力、理解力和计算力的减退等,同时还会伴随一些精神症状:强哭、强笑,有时还可出现幻觉、自言自语、木僵、缄默、淡漠等。这就是我们所说的由脑血管病引起的痴呆,叫血管性痴呆。血管性痴呆可发生于多次短暂性脑缺血发作或连续的急性脑血管意外之后,个别人也可发生在一次严重脑卒中后。引起血管性痴呆的病灶一般较小,但效应可累加,因此常常在晚年发病。

为什么在脑血管病发生后有痴呆的症状表现呢? 因为脑血管病的危害在于脑细胞的损害、脑组织的破坏,每一次发作后,都会留下一些神经功能的损害,一次又一次叠加,直到智能全面衰退,成为痴呆。其发生的主要原因在于:①脑动脉闭塞导致多发性梗死和脑组织容积减少;②脑组织长期处于低灌注缺血状态,使该部位的神经元发生迟发性坏死,逐渐出现认知功能障碍;③大脑白质发生广泛弥漫的脱髓鞘

改变,使皮质和皮质下的联系受到影响,出现不同程度的认知功能障碍。

由此可见,血管性痴呆的危害巨大,对脑卒中后患者的生活质量会有很大的影响。因此积极预防脑血管病的发生,是降低血管性痴呆发病率的重要手段。早期诊断脑血管性痴呆,就可在出现严重症状前采取措施,阻止疾病的继续进展和恶化。

（方　侃）

121. 脑卒中后痴呆怎么办

脑卒中后痴呆为血管性痴呆,是一种不可逆的疾病,目前无特效药,故任何积极措施只能达到延缓病程进展、减少功能退化的目的。

治疗从两方面入手,即预防脑卒中或脑卒中复发和改善认知功能。对脑卒

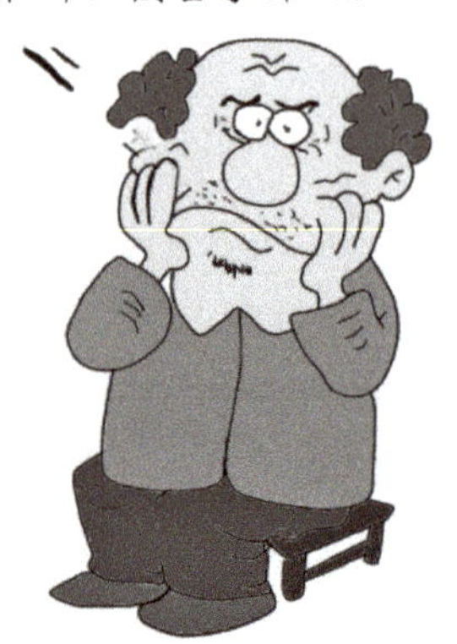

中后认知功能障碍的治疗，应首先注重控制血管危险因素的发展，预防脑卒中的复发，包括控制危险因素和脑卒中的一、二级预防。其中控制高血压、血脂异常以及抗血小板治疗是比较明确、有效的措施。改善认知功能首先要求对高危患者进行识别。凡有高血压、脑动脉粥样硬化、脑血管病的患者，均应进行记忆力及智力的检测，以便早期发现、早期治疗，治疗越早效果越好。其次是对于认知功能障碍的特异性治疗，目前主要采用一些血管活性药物和影响神经元代谢和保护神经元的药物。

患者家属应注意的问题：①在训练过程中应尽量避免使用镇痛剂。②经常给患者一定的刺激，让患者接触环境，甚至病床的位置也要考虑，要放在显著的位置上，不应将患者孤立在病房中。③如患者有视觉或听觉障碍，应让患者配置眼镜、助听器等工具，有助于患者加强与外界的联系。④解除患者的心理障碍。认知障碍患者除本身在认知问题外，其他的心理状况也可能有不同的障碍，如抑郁、消沉等。这些心理障碍的解除，能激发患者的兴趣，提高患者的信心。

（张　萍）

—— 专家简介 ——

张　萍

张萍，医学博士，海军军医大学附属长海医院脑血管病中心副主任医师、副教授，国家二级心理咨询师，心理测量师，上海市医学会行为医学专科分会青年委员，上海市中西医结合学会虚证老年病专业委员会青年委员。主要从事急危重脑血管病及脑血管病相关神经心理治疗，在脑梗死、溶栓后管理、脑出血、重症脑炎、癫痫持续状态等神经危重症方面积累了一定的诊治经验。

122. 脑卒中后吞咽困难怎样进行功能训练

发生了脑卒中以后，患者常常在吃东西的时候咽不下去，或者在喝水的时候发生呛咳，这就是脑卒中后常见的并发症之一：吞咽功能障碍。主要表现为进食困难、呛咳和发音不清晰。患者可以因此摄入不足，轻者造成水和电解质紊乱及其他营养成分缺乏，重者出现白蛋白降低，或食物误入气道引起吸入性肺炎，甚至窒息。

因此，当脑卒中患者出现吞咽困难症状的时候，如何进行功能训练改善吞咽功能，以及选择正确的方式给予患者进食，是卒中恢复期一项非常重要而有意义的治疗方法。喝水对于脑卒中后吞咽困难的患者来说是最危险的，而用吸管吸食无法控制食入量和进食速度，更容易呛到。所以脑卒中后出现吞咽困难的患者切忌乱吃东西，以免病情加重，甚至危及生命。患者应在专业的康复治疗师指导下进食，食物选择基本原则为：密度均匀、黏度适当不易松散、容易变形、易通过咽和食管的偏凉食物比较安全。

康复训练包括电刺激、基础训练以及摄食训练，是吞咽功能恢复的重要手段。进食的体位一般选择半卧位或坐位，冷刺激和有效的呼吸训练以及有效咳嗽训练非常重要。通过有效的康复训练，能改善患者的吞咽功能，促进顺利康复。

（方　侃）

123. 脑卒中后手脚瘫痪的康复重点是什么

不同的患者脑卒中后临床表现不一样，有的患者是左手、左脚不能动；有的患者是右手、右脚不能动；还有的患者是单一的手或脚不能动。同样是脑卒中，为什么会有这么大的差别呢？主要是因为脑卒中的部位不一样。

人的大脑皮质有很多功能分区，分别负责支配肢体活动、躯体感觉、视觉、听觉、语言、书写以及嗅觉等，总体分布呈倒立"人"形。支配上肢运动的功能区在额叶皮质中央前回中部，其中以手的功能所占皮质范围相对较大，而手的支配区又以大拇指功能区最大。因此，脑卒中导致上肢瘫痪时，手的功能活动受限更明显，恢复慢；往往患者胳膊都能抬起了，但手仍握不住东西、写不了字，不能完成拧毛巾等日常简单事务。因此上肢瘫痪的训练重点在手精细动作的锻炼，包括拍球、按球、拿汤匙、用筷子、写字、梳头、穿衣、洗漱、二便自理等日常活动锻炼。此外还需要将手指尽量伸展，避免肌肉痉挛等。而下肢的皮质支配区在额叶中央前回上部及靠近中间的位置，且以脚的功能区相对较大。下肢瘫痪导致不能承受身体重力，重心偏移，从而出现站立不稳、行走偏移或不能。因此，下肢瘫痪的康复训练重在下肢运动控制及站立位平衡训练，包括站立训练、坐位训练、单脚站立训练等。目前国内下肢康复多以下肢康复训练机器人为主，并取得良好的疗效。

（邢鹏飞　张永巍）

张永巍

张永巍，海军军医大学附属长海医院脑血管病中心副主任医师、副教授，硕士生导师。擅长脑血管病的规范化诊疗和缺血性脑血管病的介入诊疗，以及危重脑血管病的超早期急救，急性脑梗死的静脉溶栓、动脉取栓等多模式血流重建治疗。上海市卒中学会青年委员会副主任委员、中国卒中学会青年理事。

124. 脑卒中后口齿不清怎么训练

有的患者脑卒中后手脚都能活动，就是说话"大舌头"，口齿不清，医学上称之为"构音障碍"。构音障碍是脑卒中后言语障碍的重要组成部分，发生率达30％～40％，影响患者日常的交流能力，限制了患者正常的言语沟通能力。构音障碍的治疗原则包括针对言语表现进行治疗和按评定结果选择治疗顺序等。

常用的语言训练方法包括：①松弛训练，包括胸、腹、颈、肩、头等放松。②发声水平训练，包括下颌抬高训练，唇闭合、唇角外展训练，伸舌或舌抬高训练，软腭抬高训练等。③韵律水平训练，包括发音启动训练、持续发音训练、音量控制训练、音高控制训练、鼻音控制训练等。重度构音障碍的患者，由于言语功能的严重损害，即使经过语言治疗，其言语交流也是难以进行的。此时，选择设置替代言语交流的一些方法，并予以训练，对患者是有帮助的，如简单易行的图画板、词板、句子板等。

（邢鹏飞　张永巍）

125. 脑卒中后说话困难的康复训练法有哪些

脑卒中后说话困难即失语症，是脑卒中后常见并发症，21％～50％的急性脑卒中患者都存在。失语症的治疗方法包括刺激促通法、旋律语调治疗、实用交流能力训练，刺激促通法包括传统的刺激法即 Schuell 刺激法、阻断去除法、功能重组法。失语症患者的言语训练时间一般为每周 3～5 天（慢性期每周 1～3 天），每天 1～2 次，每次 30～60 分钟，耐受力差者也可从 15～20 分钟开始。具体的言语训练方法举例如下。

（1）听理解训练。把 5～10 张图片放在桌面上，治疗者说出一个单词的名称，让患者从摆放的图片中指出相应的图片。

（2）口语表达训练。向患者出示图片，也可以用摆放好的图片，逐张地问患者："这是什么?"由患者回答，当回答不出或答错时，可描述图示的用途或用词头音等提示患者。

（3）阅读训练。常用的方式有词图匹配或图词匹配，具体方法为摆放 5～10 张图片，把词卡交给患者让其做选择，这是词与图的匹配;图与词的匹配与之相反。轻症患者可以让他读句子或者文章，从供选择的答案中选出正确的答案。

（4）书写训练，重症患者可以先由词词匹配开始或者首先进行抄写的训练，逐步过渡到看图命名书写、听写等。

以上举例介绍的训练方法可能适用于部分失语症患者，因失语症患者程度和表现不同，所以应在总的原则下，根据患者的语言水平灵活应用。经过一段时期的治疗后要进行再评价，以决定是否维持原训练计划或修改部分训练计划，最终完成长远治疗目标。

（张　萍）

126. 脑卒中后为何会"傻哭傻笑"

脑卒中后的"傻哭傻笑"，又称为"强哭强笑"，是一种不受患者控制的情绪失调状态。主要特征为：频繁出现短暂而剧烈的不能随意控制的哭和（或）笑，这种异常的情绪表达在无情绪刺激或轻微的情绪刺激下即可诱发，使患者和其家人经常陷入尴尬或痛苦境地。临床表现为舌、软腭、咽喉、颜面和咀嚼肌的中枢性瘫痪，同真性球麻痹十分相似，但又不是由延髓本身病变引起的，故而命名为假性球麻痹。

"傻哭傻笑"是假性球麻痹的一种常见临床表现，有时可伴有吞咽困难，一般不伴有咽反射减弱、饮水呛咳等表现，常见于脑卒中、多发性硬化、脑外伤等。其病变部位在双侧皮质脑干束，使得疑核、脑桥三叉神经运动核失去了大脑皮质对其抑制功能。假性球麻痹伴吞咽障碍易导致吸入性肺炎、吞咽肌萎缩、营养不良、脱水等多种并发症。

假性球麻痹的康复治疗包括间接训练和直接训练。间接训练主要是进行空摄食与吞咽重复交替练习的功能训练，直接训练主要是改变体位及食物形态，使能完成一次完整的食团被顺利吞入并下咽的训练。通过间接训练，吞咽基本功能初步改善后，可逐步过渡到常用的直接训练方法。

（邢鹏飞　张永巍）

127. 脑卒中后头痛如何解释

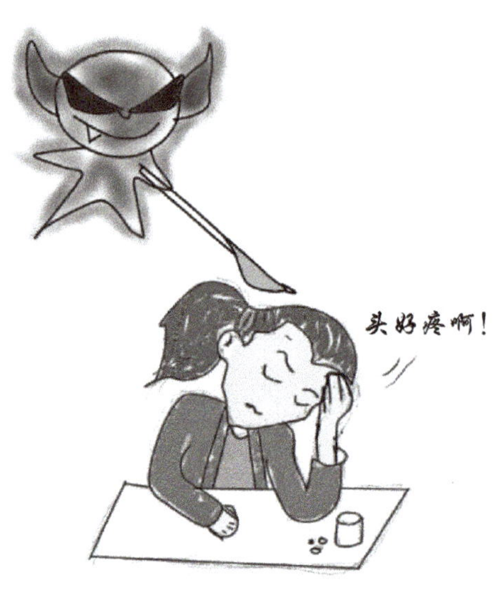

导致头痛的病因多种多样，而脑卒中(中风)就是其中之一。头痛可发生在中风前、中风后或中风当时，表现形式多种多样，如紧张性头痛、偏头痛、搏动性头痛或扩散性头痛等。头痛性质也多种多样，如压痛、跳痛、针刺样痛等。

有的人认为脑卒中后头痛与脑卒中本身不相关，也有的人认为脑卒中与头痛的发生有一定相关性，尤其是出血性脑卒中患者，头痛发生率明显高于缺血性脑卒中。其发病原因，有的人认为与压力有关，后者导致颅内痛敏结构受到牵拉或变形，从而导致头痛；也有的人认为是微血管收缩、颅内大血管痉挛，从而导致局部脑血流量下降导致头痛发生。

脑卒中后头痛防治原则包括病因治疗、对症治疗和预防性治疗。常用的治疗药物包括非甾体类抗炎药(复方对乙酰氨基酚等)、麦角类制剂(二氢麦角胺等)、曲普坦类(舒马曲普坦等)及阿片类药物等。

（邢鹏飞　张永巍）

128. 脑卒中后为何会发"羊癫疯"

"羊癫疯"，即癫痫，是一种突发性、短暂性大脑功能失调性疾病。癫痫的发生是由于各种原因导致的脑部神经元高度同步化异常放电的临床综合征，临床表现具有发作性、短暂性、重复性和刻板性的特点。根据异常神经元放电的部位不同和波及的范围不同，患者的临床表现不一致。常见的癫痫发作表现为：患者大叫一声，昏倒在地，四肢抽搐，两眼上视，口吐涎沫，小便失禁，数秒或几分钟消失；严重的患者往往伴有意识丧失，不能回忆发病过程等。而脑卒中后"羊癫疯"特指脑卒中前无发作，脑卒中后一定时间内出现癫痫发作。随着脑卒中发病率增加，脑卒中后"羊癫疯"发生率也逐渐增多。根据脑卒中

后出现癫痫发作的时间,分为早发性痫性发作(2 周内)和迟发性痫性发作(2
周后)。

早发性痫性发作可能与脑卒中发生后受损区急性脑代谢紊乱,以及继发缺
血缺氧导致的兴奋性神经递质释放增加有关;迟发性痫性发作与后恢复期大脑
结构变化导致神经元异常放电相关;此外,脑卒中后"羊癫疯"可能还与脑白质缺
血变性相关。脑卒中后可能出现"羊癫疯",而"羊癫疯"发病会加重脑卒中。当
"羊癫疯"发作不能得到及时有效的处
理时,会出现癫痫持续状态,从而导致
更严重的神经功能缺损,甚至死亡。伴
有癫痫持续状态的急性脑卒中,死亡率
高达 35%。

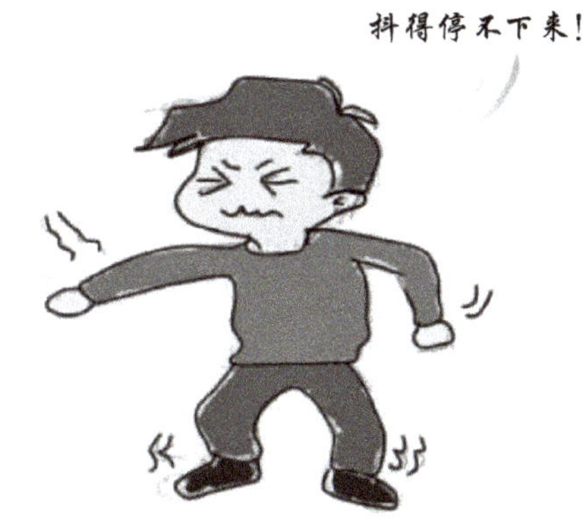

脑卒中后癫痫的处理原则为:在控
制脑卒中危险因素的基础上促进受损
脑组织功能恢复,同时给予抗癫痫治
疗。抗癫痫治疗以单药治疗为主,单药
控制无效时可考虑两种或两种以上药
物联合应用。

(邢鹏飞　张永巍)

129. 脑卒中后康复治疗的目的是治愈疾病吗

脑卒中后的康复治疗是降低残疾概率、帮助患者回归社会、恢复生活及工作
能力的重要途径。世界卫生组织(WHO)医疗康复专家委员会给康复的定义是:
应用各种有用的措施减轻残疾的影响和使残疾人重返社会。从定义中我们可以
看出,康复治疗与药物治疗是有根本区别的。康复治疗的目的不是治愈疾病,而
是想方设法恢复患者或残疾者的功能。也就是说,患病后短期内能百分之百恢
复的患者,基本上不存在康复的问题,只有患病后遗留不同程度的残疾,如脑卒
中后遗留偏瘫等,才存在康复治疗的问题。

康复是一个系统工程,不只是药物和手术,而是包含了运动疗法、作业疗法、
言语疗法、理疗、中医、心理治疗、康复工程及康复护理等多种学科的干预。正因
为从治疗目的、方法上均与临床医学不同,才形成了独特的、有鲜明特色的医学
专科。

脑卒中偏瘫绝非靠药物、休息和营养就能完全恢复的疾患，必须尽早康复治疗，才有希望实现最大限度的功能恢复。

（张永巍）

130. 所有脑卒中后患者都需要康复治疗吗

客观地讲，并非所有脑卒中的患者都需要进行康复治疗。康复治疗是一项系统工程，我们需要根据患者发病后神经系统损害的不同状况选择康复治疗。

比如，接受了静脉溶栓或者动脉取栓治疗后，患者不适症状完全改善，可以不进行康复治疗。康复治疗也并非对所有神经系统症状都有效，比如有些患者是以麻木为主要症状，那么康复治疗所起到的作用就比较小了。

目前康复治疗对肢体瘫痪或者语言障碍等情况效果更理想。因此对于有肢体瘫痪的患者而言，必须早期即开始针对性地在科学指导下进行康复训练。国内外大量的科学研究及临床试验显示，在卒中单元内开展早期的康复治疗，能明显降低脑卒中的死亡率和致残率。因此各个国家脑卒中的疾病诊疗指南中都推荐在脑卒中发生后，应该对符合条件的患者进行系统、科学、规范的康复治疗，并根据病情将康复指导和训练延伸到社区医院继续进行。

（张永巍）

131. 康复就是"动动手、动动脚"吗

有些患者的家属可能在医院里见过医务人员给其他脑卒中患者进行针灸或肌肉锻炼训练，以为依葫芦画瓢地自己动动手、动动脚就可以了。其实这看似简单的"动动手、动动脚"中大有学问，不但涉及人体运动学、解剖学的知识，还包含了复杂的神经生理学的内容，只有经过专业训练的人员才能很好地完成。当然，家属帮助患者进行肢体各个关节的活动，对患者来说还是有好处的，只要注意避免太用力而造成关节的损伤就好。也有些患者认为康复锻炼就是要多练习行走，因此只要下肢有一点活动能力了，就开始在旁人的搀扶下练习走路。其实脑卒中患者什么时候开始练习走、怎么走是很有讲究的，如果走的时机过早，或者方法不对，只会使患者异常的行走方式加重，反而不利于走好路。

康复训练远没有想象的那么简单，患者必须在康复医师、康复治疗师以及康复护士等专业人员指导下，根据每个患者的具体情况具体分析，然后制订有针对性的治疗方案，由治疗师按步骤一步一步地进行训练，精确到每一块肌肉、每一个动作的训练，任何操作都不是随意的。否则，肯定会出问题。临床发现，不少脑卒中患者自行在家做康复，会出现肩关节半脱位、肩关节疼痛、肩肘综合征等问题，后果非常严重。

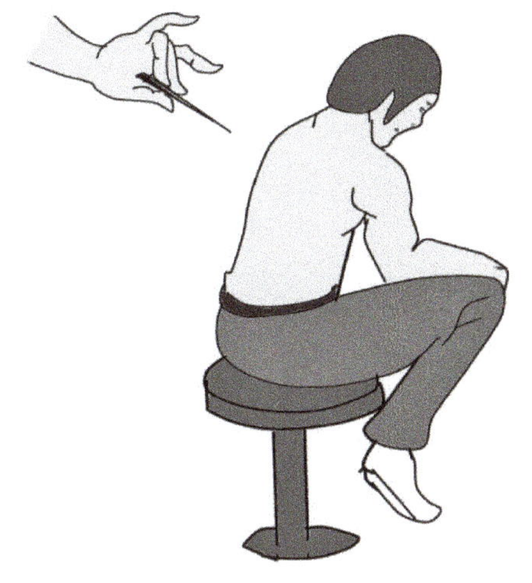

特别提醒

一旦出现肩肘综合征，可能意味着患者这个胳膊、这个手就残障了。康复治疗不能自己来，一定要在医生、治疗师、护士的指导下规范进行。

（张永巍）

132. 康复治疗什么时间开始最好

康复治疗贯穿于脑卒中发病后的全过程，但在发病后的不同时期，康复内容也不同。

急性期（软瘫期）：通常指发病且病情稳定后1～2周内，这阶段的训练主要在床上进行。治疗的目的是早期开始康复以预防废用，从床上的被动性活动尽快过渡到主动性活动，预防可能的并发症，为主动性训练创造条件，开始床上的生活自理活动。方法包括正确的瘫痪肢体姿势摆放、按摩、被动运动及翻身训练等。

恢复早期（痉挛期）：为软瘫期过后，瘫痪侧肌张力开始增高，一般为病后2周至2～3个月。这一时期康复的主要目的是降低肌张力以缓解痉挛，肢体力量和速度训练暂不宜进行，因为过多的用力会使痉挛加重，使未来康复更加困难。在这个阶段，如果一味地指导患者训练上肢的拉力、握力、下肢的直腿抬高，或架着患者强行训练走路，就会产生"误用综合征"，导致严重的痉挛。而一旦造成严重的误用状态，则很难再得到纠正。

恢复中、后期(相对恢复期)：在痉挛基本控制之后，脑卒中肢体的部分功能已开始恢复，但仍不能完成比较精细协调的运动，尤其不能完成比较快速的运动，瘫痪肢体力量仍较弱。这一阶段目的是进行肌力训练，步态姿势也需进一步纠正。循序渐进提高步行速度，进行各种灵活性及技巧性的训练、提高耐力和肌力的训练。如果处理不当会使痉挛期的一部分症状保留甚至发展起来，如膝过伸，踝背屈不充分，髋、膝关节僵硬不灵活，足内翻(遗留跛步、画圈样脑卒中步态的成分)，还可能伴行走时患侧上肢屈肌共同运动(上肢呈挎篮状)，特别是上肢恢复差者。

(张永巍)

133. 康复治疗就是多运动吗

对脑卒中后患者来说，不是活动了或者多活动就好，盲目的活动会造成很多错误动作的出现和错误习惯的固定，会使肌肉痉挛逐渐加重，最终导致肢体因为肌痉挛而完全不能活动。

瘫痪的恢复过程实际上是患者重新学习各种生活技能的过程，在这个过程中出现各种错误动作是必然的，但关键是出现了错误动作之后要及时纠正，不能让这些错误动作固定下来成为错误习惯。康复过程中因为错误习惯所造成的功能丧失，远比疾病本身造成的功能丧失大得多。一般来说，患者运动锻炼要遵循持之以恒、循序渐进、因人而异、劳逸结合等原则。总之，不是多动就好，而是在康复治疗师正确的指导下活动得越多越好。

脑卒中后康复程度也不是越强越好、越积极越好，而是有步骤、有计划地进行。例如，一个 80 岁的老伯做康复治疗时，就不能对其要求太高，还要充分考虑到他的神志、精神状态、理解能力、心肺功能等。早期康复治疗的重点应放在减少并发症上，等患者病情稳定，神志和精神改善之后再开始实施行走、肢体主动移动等方面的康复。

(张永巍)

134. 怎样发现脑卒中后抑郁

有人发生了脑卒中，经过医院的精心治疗和家属的细心照顾，症状逐渐改善，开开心心出院准备进一步康复理疗。但是慢慢地，家人发现患者出现了情绪不稳、容易发脾气、不愿意说话、失眠、闭门不出、食欲下降、孤独害怕、喜欢自责等状况。这就是我们常说的脑卒中后抑郁。

脑卒中后短期内出现抑郁状态是常见的心理障碍，脑卒中后抑郁症的发病率为 20%～60%，脑卒中后 3～6 个月是发生抑郁的高峰期，老年人比青年更容易出现脑卒中后抑郁。有些患者由于存在语言障碍，使抑郁症状不能被尽早检查出来，如果不及时发

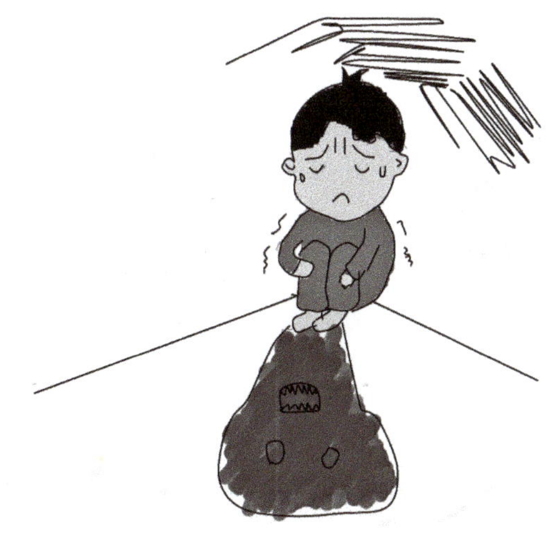

现，会发生严重的后果，往往直到意外事件发生后才知道。脑卒中后抑郁不仅影响患者的神经功能恢复和生活质量，还增加死亡率，有研究表明伴有抑郁的脑卒中患者的死亡率是非抑郁者的 3.5 倍。

因此，预防脑卒中后抑郁是康复治疗过程中非常重要的课题之一，对于患者的关注是非常重要和有效的预防方法，包括家庭的支持、社会的支持、心理治疗以及药物治疗等。家人应密切观察患者的心理反应和变化，尽早就医。

（方　侃）

135. 不坚强的人脑卒中后容易抑郁吗

脑卒中后抑郁是脑卒中后最常见的心理障碍，易被临床医生及患者所忽视或误诊。脑卒中后抑郁属于继发性抑郁，表现为情绪低落、兴趣缺乏、言语减少、睡眠障碍、食欲不佳、精力不足、主动性差等。不仅会加重患者的精神痛苦，还会妨碍运动、语言等神经功能的恢复，影响生存质量，并可使病死率上升。约 15% 的重度抑郁患者可伴有严重自杀倾向甚至自杀行为。

那究竟是什么原因导致脑卒中后抑郁的呢？是不是意志不坚强的人才会得这病呢？当然不是。很多平时很坚强、很开朗的人脑卒中后也抑郁了。目前大量研究已证明脑卒中后抑郁的发生是多因素的，其发病与脑部病理损伤、躯体功能障碍、社会参与度降低等多种因素有关。简单来说脑卒中患者发生抑郁的原因大致可以分为两种：①大脑功能损伤：脑子里让人开心起来的一些物质叫神

经递质,是脑细胞产生的,其中 5-羟色胺和肾上腺素最重要。脑卒中导致脑细胞坏死,也破坏了产生这类神经递质的环路,因此这类神经递质减少,从而诱发抑郁。②反应性机制:脑卒中后一般人都会恐惧,加上对脑卒中认识的片面性、对治疗效果的忧虑及经济状况的担心等。

特 别 提 醒

如果患者脑卒中后情绪不好,高兴不起来,不想吃饭、睡觉,甚至"不想活了",且持续 2 周不能缓解,就需要找专科医生判断是否存在脑卒中后抑郁。

（张　萍）

136. 脑卒中后抑郁能治好吗

人们通常认为脑卒中后抑郁是自然的、不可避免的,不需要特殊治疗,其实不然。脑卒中后抑郁的早期诊断和治疗有利于患者躯体功能的恢复,缩短病程,减少医疗资源的消耗,提高生活质量。

脑卒中后抑郁的治疗包括药物治疗、心理治疗,以及音乐疗法、针刺疗法和重复经颅磁刺激疗法等。近年来人们已逐渐达成共识,认为首选药物治疗,抗抑郁药物治疗可以明显改善预后,有利于脑卒中患者功能康复。目前常用的抗抑郁药物不仅疗效好,不良反应也较小,医生会根据患者的具体病情选择恰当的药物。

目前常用的抗抑郁药物主要有 5-羟色胺再摄取抑制剂(SSRIs),如氟西汀、帕罗西汀、舍曲林、西酞普兰和氟伏沙明,其中西酞普兰和舍曲林是药物相互作用相对较小的药物。这些药没有心血管方面和镇静的不良反应,也不会导致静态肌张力低下,患者耐受性好。所以对治疗脑卒中后抑郁是安全有效的,即使是老年患者,不仅能改善患者的抑郁状态,还可以加快偏瘫患者的康复治疗过程。脑卒中后抑郁就像感冒,容易复发,因此抗抑郁治疗是有疗程的,首次正规治疗需要服药 1 年左右,且停药需要在医生指导下阶梯式减药,这样能最大限度地减少复发的概率。

同时,心理治疗和良好的社会支持也是必要的。脑卒中后患者往往伴随神经功能缺损,生活能力下降,不同程度地存在自责和自卑、无助感。心理治疗和社会支持可以唤起患者的积极情绪,发挥心理防御作用。

（张　萍）

137. 脑卒中后康复有哪些原则

在门诊,关于"脑卒中后康复"的咨询几乎每天都有。脑卒中后为什么需要尽早康复?经过康复锻炼真的能完全恢复到从前水平吗?康复锻炼有哪些重要原则?

康复医学与临床医学既有区别,又有联系。临床医学重在促进病理上的痊愈,而康复医学重在功能恢复(包括躯体功能和精神心理功能)和重返社会。康复治疗对于脑血管病整体治疗的效果和重要性已被国际公认。根据世界卫生组织(WHO)的资料显示:脑卒中患者经康复后,第一年末约60%可达到日常生活活动自理,20%需要一定帮助,15%需要较多帮助,仅5%需要全部帮助;其中,30%工作年龄的患者,在病后1年末可恢复工作。

脑卒中后康复应该遵循以下原则。

(1)康复应尽早进行。这对于预防并发症、改善功能非常重要,特别是早期床旁的康复如患肢的保护、被动活动等。只要患者神志清楚,生命体征平稳,病情不再发展48小时后即可进行。脑出血康复时间可在病后10~14天开始,采取个体化康复方案,循序渐进。

(2)康复的实质是"学习、锻炼、再锻炼、再学习",要求患者理解并积极投入。

(3)脑卒中的特点是"障碍与疾病共存",康复与治疗并进。一定要在具有脑血管病诊疗能力的医院接受诊治,多与医师沟通,一起制订个体化的治疗计划,在药物治疗的同时,坚持规律的生活,多做力所能及的参与性活动,重新找回自信。

(4)在急性期,康复运动主要是抑制异常的原始反射活动,重建正常运动模式,其次才是加强肌肉力量的训练。

(5)脑卒中后患者普遍存在焦虑、抑郁症状,这会严重地影响康复进行和功效。建议严密观察患者情绪变化,及时就诊,积极干预。

(6)除运动康复外,应该注意言语、认知、心理、职业与社会康复等。

(7)约40%脑卒中患者可有复发,同样需要加强规范的预防措施。

脑卒中后有些功能障碍将会遗留很长时间,甚至终身残疾。所以,康复是一个持续的过程,要重视社区及家庭康复的重要性。

脑卒中后康复的最终目的是回归社会、回归家庭,家庭成员对患者恢复起非常重要的作用。应该让家庭成员充分了解患者的情况,包括功能障碍、心理问题,以便能相互适应,还应掌握一定的康复手段,为患者进行必要的居家康复训练。

（吴一娜　张永巍　洪　波）

138. 脑卒中后怎样预防复发和减少危害

对有过脑卒中和短暂性脑缺血发作的患者,通过采取正确的防治措施来预防脑卒中的再次发生,此即脑卒中的二级预防。通常从脑卒中发病开始就要进行二级预防,在急诊室或病房,马上予以阿司匹林和他汀类药物。

脑卒中二级预防应该是终身的,理由是:①随着年龄的增大,患者发生脑卒中的危险性不会自动减少,只会越来越大。②有过脑卒中者发生脑卒中复发的危险性高,如不控制会越来越高。③许多的临床研究发现,与没有采取预防措施的患者相比,采取二级预防措施的患者的脑卒中复发率明显下降,而且预防时间越长,效果越明显。

重视二级预防并采取规范的措施,是降低脑卒中复发及减少脑卒中危害的唯一有效方法。做好二级预防,可以减少一半的脑卒中复发。脑卒中的二级预防并不需要什么特殊的技术或药物,在我国绝大部分的医疗机构都可以开展。而在我国,脑卒中二级预防的效果很差,其真实的原因是:并非所有医生都能提供规范的治疗,并非所有的患者都能认真地遵循医生的要求。

绝大多数的脑卒中,罪魁祸首还是各种不能控制的或可以被控制的危险因素。因此,预防的第一步就是要找到可以控制的危险因素,定期到神经科门诊做检查和必要的辅助检查是很有用的方法。基本的检查内容包括血压、血糖、血脂、心电图及脑血管成像,以及心动超声和颈部大血管的多普勒超声等。

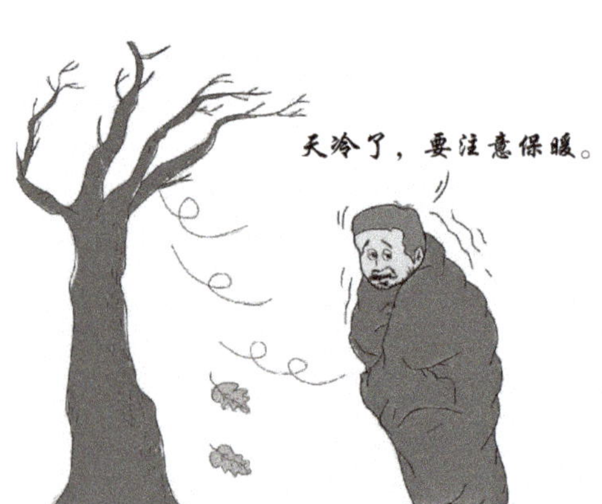

在预防措施中,改变不良生活习惯是不可缺少的基本措施。最重要的是戒烟,其他措施包括正确的饮食(限酒、低盐、少脂肪)、积极锻炼、生活规律和保持良好的心态等。吸烟的患者一定要记住:一边吸烟一边吃药是没有用处的!

对已发现的血管性危险因

素,如高血压、糖尿病、心脏瓣膜病、心律失常、血液的高凝状态、高纤维蛋白原血症、血脂异常、高同型半胱氨酸血症等,一定要按照规范的方法进行长期控制。

  缺血性脑卒中患者应常规使用抗血小板药物(如阿司匹林),而心源性脑栓塞患者则应使用抗凝药物(华法林)或抗血小板药物。对有颅外颈动脉狭窄者,可以考虑手术切除粥样硬化斑块或通过血管内介入治疗的方法用支架将狭窄的血管扩大。

(吴一娜　张永巍　洪　波)